心脏及血管疾病
CT/MRI 影像诊断

主编 赵一平 孔子璇 刘 伟

科学出版社

北 京

内 容 简 介

本书共十八章。第一章和第二章为基础知识部分，介绍了CT/MR成像原理及心血管成像技术；第三章阐述了心脏及大血管系统CT/MRI解剖；第四章至第八章全面讲解了心脏常见病的影像诊断及鉴别诊断，包括心肌病、心肌炎、心包疾病、心脏肿瘤及冠状动脉疾病等；后十章聚焦动脉系统及静脉系统的常见病及少见病。本书按照心脏大血管疾病的病理生理改变阐述各类疾病最新的影像学诊断要点，综合运用各种影像医学检查方法，发挥各种影像检查设备的优势，提供准确的影像学诊断依据。

本书图文并茂、内容翔实、实用性强，力求使读者能系统全面地了解心血管疾病的影像学表现，适合于影像科医师、心血管科医师及相关专业人员参考。

图书在版编目（CIP）数据

心脏及血管疾病 CT/MRI 影像诊断 / 赵一平，孔子璇，刘伟主编 . -- 北京 ：科学出版社，2024. 6. -- ISBN 978-7-03-078820-7

Ⅰ . R540. 4

中国国家版本馆 CIP 数据核字第 2024VR2128 号

责任编辑：于 哲 / 责任校对：张 娟
责任印制：师艳茹 / 封面设计：龙 岩

科 学 出 版 社 出版

北京东黄城根北街 16 号
邮政编码：100717
http://www.sciencep.com

三河市春园印刷有限公司印刷

科学出版社发行 各地新华书店经销

*

2024 年 6 月第 一 版 开本：787×1092 1/16
2024 年 6 月第一次印刷 印张：11 3/4
字数：268 000

定价：128.00 元
（如有印装质量问题，我社负责调换）

编著者名单

主　编　赵一平（大连医科大学附属第二医院）

　　　　孔子璇（大连医科大学附属第二医院）

　　　　刘　伟（大连医科大学附属第二医院）

副主编　牡　丹（南京大学医学院附属鼓楼医院）

　　　　李　响（大连医科大学附属第二医院）

　　　　崔　倩（大连医科大学附属第二医院）

　　　　曹　倩（大连医科大学附属第二医院）

　　　　侯美丹（大连医科大学附属第二医院）

编著者　（按姓氏笔画排序）

　　　　丁忠义（大连医科大学附属第二医院）

　　　　马春野（大连医科大学附属第二医院）

　　　　王　帅（大连医科大学附属第二医院）

　　　　王　冰（大连医科大学附属第二医院）

　　　　王　坤（南京大学医学院附属鼓楼医院）

　　　　王琳娜（大连医科大学附属第二医院）

　　　　孔　力（大连医科大学附属第二医院）

　　　　田　娟（大连医科大学附属第二医院）

　　　　白苗苗（大连医科大学附属第二医院）

　　　　亚忻薇（大连医科大学附属第二医院）

　　　　朱　榕（大连医科大学附属第二医院）

　　　　朱爱菊（大连医科大学附属第二医院）

　　　　任　燕（大连医科大学附属第二医院）

　　　　任新萍（大连医科大学附属第二医院）

　　　　刘　棠（大连医科大学附属第二医院）

　　　　关金凤（大连医科大学附属第二医院）

孙寒冰（大连市妇女儿童医疗中心）

牟　彬（大连医科大学附属第二医院）

李　笋（大连医科大学附属第二医院）

李　硕（大连医科大学附属第二医院）

李雪莹（大连医科大学附属第二医院）

杨尚文（南京大学医学院附属鼓楼医院）

杨慧敏（大连医科大学附属第二医院）

余欣瑞（大连医科大学附属第二医院）

宋雪琳（大连医科大学附属第二医院）

张　影（大连医科大学附属第二医院）

张佳慧（大连医科大学附属第二医院）

张鹜丹（大连医科大学附属第二医院）

陈文萍（南京大学医学院附属鼓楼医院）

陈福刚（大连医科大学附属第二医院）

林雨欣（大连医科大学附属第二医院）

罗冬冬（大连医科大学附属第二医院）

周　杨（大连医科大学附属第一医院）

赵恩东（大连医科大学附属第二医院）

赵祥鹏（大连医科大学附属第二医院）

柯　芬（大连医科大学附属第二医院）

信景曈（大连医科大学附属第二医院）

施婷婷（南京大学医学院附属鼓楼医院）

姜丽丽（大连医科大学附属第二医院）

陶　娟（大连医科大学附属第二医院）

梅灵俊（大连医科大学附属第二医院）

崔丽莎（大连医科大学附属第二医院）

梁　静（南京大学医学院附属鼓楼医院）

董　营（大连医科大学附属第二医院）

董文慧（大连医科大学附属第二医院）

喻韵璇（大连医科大学附属第二医院）

雷新雨（大连医科大学附属第二医院）

序

  心血管疾病是全球第一大致死疾病,对人类的健康和生命造成了严重威胁。因此,如何准确、有效地诊断这些疾病,一直是心血管医疗领域追求的目标。随着心血管影像成像技术的迅速发展,CT 及 MRI 在心血管疾病的诊断及鉴别诊断、分期、预后评估等方面发挥着重要作用,及时对疾病的影像诊断及鉴别要点进行更新也是医学影像学者和读者共同的心声。《心脏及血管疾病 CT/MRI 影像诊断》通过收集和整理大量的临床案例,系统地介绍了 CT 和 MRI 成像技术在心血管疾病诊断中的应用,旨在帮助影像科医生和医学生更好地理解并准确地诊断心血管疾病。

  该书的作者团队由大连医科大学附属第二医院的资深心血管影像专家牵头,多位具有丰富临床经验和学术造诣的中青年心血管影像专业人员组成,详细阐述了各种心血管疾病的 CT 和 MRI 影像表现、诊断方法和鉴别诊断等,同时兼顾了扫描技术的讲解。该书共十八章,前两章介绍了 CT/MRI 原理及心血管成像技术,为全面了解疾病的诊断及鉴别诊断打下了基础;第三章至第八章主要针对心脏的 CT/MRI 解剖、心脏常见病的影像诊断及鉴别诊断,包括心肌病、心肌炎、心包疾病、心脏肿瘤及冠状动脉疾病等进行了系统的介绍;后十章聚焦动脉系统及静脉系统的常见病及少见病。全书图文并茂、内容翔实、实用性强,力求使读者能系统全面地了解心血管疾病的影像学表现。《心脏及血管疾病 CT/MRI 影像诊断》一书的出版,不仅为影像学专业医师和技术人员提供了宝贵的参考资料,对于心血管临床专业医师诊断水平的提高也具有重要的指导意义。希望并祝愿该书成为心血管影像学领域的经典之作,为推动我国心血管影像学的发展及医疗健康事业作出贡献。

杨 旗

教授 博士生导师

北京朝阳医院副院长 放射科主任

2024 年 5 月

前　言

　　心血管疾病是临床常见病和多发病，在临床工作中，心脏大血管疾病的影像学检查不仅可以良好地显示解剖毗邻关系，而且可以对疾病的部位、程度、病变的性质做出准确的诊断。

　　现代医学影像设备的快速发展，如高速螺旋 CT、高场强磁共振等设备的更新换代，以及各种后处理软件的推陈出新，可以为后期图像的处理提供强大的支持，从而更加直观地对疾病做出准确诊断。

　　多种影像设备对于心脏及大血管疾病的影像诊断各有优缺点，《心脏及血管疾病 CT/MRI 影像诊断》详细阐明了各种影像设备的成像原理及其对于心脏大血管疾病的临床应用基础知识。本书按照心脏大血管疾病的病理生理改变来详细阐述各类疾病最新的影像学诊断要点。有效综合应用各种影像医学检查方法，不仅可以发挥各种影像学检查设备的优势，提供准确的影像学诊断依据，而且有利于医疗资源的合理利用。

　　本书不仅内容丰富、图片清晰度高，而且符合我国各层级医院影像设备的使用现状，是一本对影像科医生和临床医生都具有实用价值的参考书。

赵一平　孔子璇　刘　伟

2024 年 5 月

目录

第一章

CT 成像原理及 CT 心血管成像技术

第一节　CT 基本原理

一、CT 成像基础

1972 年，英国工程师 Hounsfield G.N. 和美国物理学家 Cormack A.M. 发明了计算机体层摄影（CT），CT 成为自 X 线在医学领域应用以来，医学放射诊断学上最重大的成就之一。CT 成像技术无论是从成像原理、成像装置和图像重建上，还是从图像处理和图像诊断上都与传统的 X 线成像技术不同，是医学影像领域最早进行数字化成像的设备。CT 成像利用了 X 线的衰减特性并重建成一个指定层面的图像。

（一）X 线的衰减和衰减系数

X 线的衰减是指射线通过物体后强度的减弱，其间一些光子被吸收，而另一些光子被散射，衰减的强度大小通常与物质的原子序数、密度、每克电子数和源射线的能量大小有关。根据朗伯 – 比尔（Lambert-Beer）定律，X 线通过人体组织后的光子与源射线呈指数关系。

在一匀质的物体中，X 线的衰减与该物质的行进距离成正比。假定比例常数如下：X 线的行进路程为 dX，穿过该物质后 X 线强度为 dI，则 $dI=-\mu dX$。

将上式进行不定积分运算，其路径 dX 被看作是 X 线所通过物质的厚度，并以 d 表示，则上式可简单写成 $I=I_0\,e^{-\mu d}$。

式中，I 是通过物体后 X 线的强度；I_0 是入射射线的强度；e 是欧拉常数（2.718）；μ 是线性吸收系数；d 是物体厚度。这是 X 线通过均匀物质时的强度衰减规律，是经典的匀质物体线性衰减系数公式。

在 CT 成像中，线性衰减系数 μ 值相对较重要，因它与衰减量的多少有关，计量单位是 m^{-1}。根据等式 $I=I_0\,e^{-\mu d}$，可以得到线性衰减系数 μ 值，即

$$I=I_0\,e^{-\mu d}$$

$$I/I_0=e^{-\mu d}$$

$$\ln I/I_0=-\mu d$$

$$\ln I_0/I=\mu d$$

$$\mu=(1/d)\cdot(\ln I_0/I)$$

式中，ln 是自然对数，因在 CT 中 I 和 I_0 都是已知的，d 也是已知的，根据上式就可以求得 μ 值。

单一能谱射线和多能谱（混合能谱）射线的衰减不一样，单一能谱射线又称单能量射线，

其光子都具有相同的能量；混合能谱射线中光子的能量各不相同，在 CT 成像中以混合能谱射线为主。混合能谱射线通过物体后的衰减并非指数衰减，而是既有质的改变也有量的改变，即经衰减后光子数减少，射线的平均能量增加，射线束发生硬化。因此，不能简单地将等式 $I=I_0\,e^{-\mu d}$ 直接应用于 CT 混合能谱射线的射线衰减，只能用一个大致相等的方法来满足这一等式。

根据 X 线的基本特性，我们已知 X 线的吸收和散射有光电作用及康普顿效应，那么多能谱射线通过一个非匀质物体后的衰减大致可以用下述等式表示。

$$I=I_0\,e^{-(\mu p+\mu c)\,d}$$

式中，μp 是光电吸收的线性衰减系数，μc 是康普顿吸收的线性衰减系数。光电作用主要发生在高原子序数组织中，在某些软组织和低原子序数的物质中则作用较小；康普顿效应发生在软组织中，在密度有差别的组织中，康普顿效应的作用则有所不同。另外，光电作用与射线能量大小有关，而康普顿效应并非像光电作用那样随能量的增加而增加。

（二）CT 数据采集基本原理

CT 扫描和数据的采集过程原理如下：由 CT 成像系统发出的一束具有一定形状的 X 线束透过人体，被人体组织衰减后到达探测器并转换成电信号，并经过一系列的信号放大、转换的过程完成数据采集，并将数据传输至计算机重建出人体断面的图像（图 1-1）。在成像系统中，基本组成或必备条件是具有一定穿透力的射线束和产生、接收衰减 X 线并进行数字化转换的硬件设备。CT 扫描对射线束有一定的要求，包括射线束的形状、大小、运动的路径和方向。

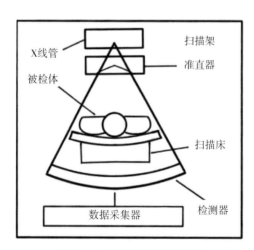

图 1-1　CT 数据采集示意图

简而言之，CT 的成像是透射射线按照特定的方式通过被成像的人体某断面，探测器接收穿过人体断面的射线，将射线衰减信号送给计算机处理，经计算机重建处理后形成一幅人体内部器官某断面的图像。

现在使用的 CT 机一般有两种不同的数据采集方法，一种是逐层步进式采集法（轴面扫描），另一种是容积数据采集法（螺旋扫描）。逐层步进式采集法是 X 线管围绕人体旋转，探测器同时接收采样数据，完成一个扫描单元的数据采集。多层螺旋 CT 一般以探测器宽度为一个扫描单元，每次步进完成一个单元的扫描，然后检查床步进至下一个单元进行扫描，直至把设定的部位全部扫描完成。

容积数据采集法是螺旋 CT 扫描时采用的方法，CT 机架单向连续旋转，X 线管连续曝光的同时，检查床不停顿单向或往复移动并采集数据，其采集的是一个扫描区段的容积数据。

综上所述，CT 扫描成像的基本过程是由 X 线管发出的 X 线经准直器准直后，以窄束的形式透过人体被探测器接收，并由探测器进行光电转换后送给数据采集系统进行逻辑放大，而后通过模数转换器作模拟信号和数字信号的转换，由信号传送器送给计算机进行图像重建，重建后的图像再由数模转换器转换成模拟信号，最后以不同的灰阶形式在显示器上显示，或以数字形式存储或打印成胶片供诊断使用。

二、CT 的图像重建

多层螺旋 CT 的重建原理是用多排探测器的数据来重建一个标准层面的图像。若在 Z 轴某位置重建图像，则把与此重建位置同一投影角的 Z 轴上相邻两个探测器阵列的数据用于插值，并以此作为重建标准层面的投影数据，最后用二维反投影重建算法（2D back projection）进行图像重建。多层螺旋 CT 使用锥形线束扫描，在图像重建前需要对扫描长轴方向的梯形边缘射线进行必要的修正。多层螺旋 CT 图像重建预处理是线性内插的扩展应用。

CT 的图像重建主要通过数学方法计算获得。CT 发明的初期曾尝试多种数学重建方式，如代数重建法、联立方程重建法等，目前 CT 图像重建使用的主要方法是滤过反投影重建法及近些年被重新开发应用的迭代重建法。迭代法重建被 Hounsfield 用于 EMI-1 型头颅 CT 扫描机的图像重建，由于迭代法重建的图像重建需经多次、反复的迭代计算，重建一幅图像非常耗时，并且 CT 发明的早期计算机速度远远比不上现在，故未被推广使用。

迭代法重建的主要优点是通过反复迭代处理后可减少图像伪影和降低辐射剂量，即可以用较少的辐射剂量获得满足诊断要求的图像；主要缺点是迭代法重建计算量大，受计算机运行速度的影响。与迭代法重建比较，滤过反投影法的主要优点是计算方法简单、快速、实用，对计算机设备的要求低；主要缺点是图像重建过程中忽略了噪声的影响，其将辐射线假设为一个点源，即在图像重建过程中不考虑焦点面积、探测器面积、采样体素的形态等，其次是不能处理采样数据不足的扫描（如金属物质、肥胖者等）。

三、螺旋 CT 的发展

（一）单层螺旋 CT

1989 年单层螺旋 CT 扫描技术开始在临床应用，因其扫描轨迹呈螺旋状而得名。螺旋 CT 扫描又称 CT 容积扫描（volumetric CT scan），其采用滑环技术，X 线管和探测器不间断 360° 旋转，连续产生 X 线，并进行连续数据采集；同时，检查床沿 Z 轴匀速移动，使扫描轨迹呈螺旋状。

螺旋扫描的优点是扫描速度快，可进行连续快速扫描成像，大多数检查能够在患者一次屏气期间完成。

（二）多层螺旋 CT

多层螺旋 CT（multi-slice spiral CT，MSCT）是指安装有多排探测器的螺旋 CT 设备，因此又称多排探测器 CT（multi-detector row CT，MDCT），X 线管每旋转一周，即可完成多层面的容积数据采集并重建出多个层面的图像。1989 年底，4 层螺旋 CT 扫描技术开始在临床应用，标志着螺旋 CT 发展到多层时代。近年来多层螺旋 CT 进入快速发展时期，2004 年 64 层螺旋 CT、2005 年双源 CT、2007 年 320 层螺旋 CT 开始应用于临床。近年来出现的能谱 CT 成像技术使 CT 成像由单参数的形态学成像向多参数功能成像方向发展，是 CT 发展的热点方向之一。

第二节　多层螺旋 CT 和双源 CT 心血管成像比较

心血管 CT 成像技术的进步依赖于多层螺旋 CT 设备的发展。随着多层螺旋 CT，特别是宽体探测器 CT 和双源 CT（dual source CT，DSCT）的发展，心血管 CT 成像技术越来越成熟。目前，心血管 CT 成像主要在 64 层以上的 CT 设备上进行。

一、多层螺旋 CT 的主要性能参数

根据探测器排数和心脏成像方式的不同，可将多层螺旋 CT 划分为 64/128 层螺旋 CT 和 256/320 层螺旋 CT，主要性能参数见表 1-1。

表 1-1　主流多层 CT 主要性能参数

参数	64 层	128 层	256 层	320 层
最薄层厚（mm）	0.5/0.625	0.625	0.625	0.5
探测器宽度（mm）	32/40	80	160	160
管电压（kV）	80～140	80～140	80～140	70～140
最快旋转时间（秒/圈）	0.33	0.27	0.275	0.25
是否能单心动周期成像	否	否	是	是

1. 64/128 层螺旋 CT　因探测器宽度无法覆盖整个心脏，无法在单个心动周期内完成心脏成像，常需要采集数个心动周期的数据进行图像重建，螺旋采集时曝光时间为 5～10s。

2. 256/320 层螺旋 CT　也称宽体探测器 CT，探测器宽度 160mm，其在探测器排数上是 CT 发展的又一次跨越。常用非螺旋扫描的方式进行心脏成像，X 线管旋转一周即可完成心脏扫描。

宽体探测器 CT 心脏成像时主要有轴面扫描和螺旋扫描两种方式。轴面扫描时检查床不动，X 线管环绕人体心脏 160mm 的宽度扫描一周，探测器完成数据采集 1 次，获得 160mm 范围的容积数据，常结合前瞻性心电门控技术使用，是心脏成像的常用方法。螺旋扫描时，一般使用中间的 80mm 探测器进行数据采集，常结合回顾性心电门控技术使用，常用于冠状动脉搭桥术后等大范围的心血管成像。

二、双源 CT 的原理和主要性能参数

2005 年，第一台双源 CT 问世，是 CT 设备发展的又一次突破。不同于单个 X 线球管和单套探测器的 CT 系统，其在扫描机架内安装两套 X 线管和探测器系统。两套系统呈 90°放置，因受机架内空间限制，一套探测器系统覆盖 50cm 的全部扫描视野，另一套探测器覆盖 26cm 的扫描中心视野，两套系统可分别调节管电压和管电流，可以同时采集图像或单套系统采集图像，时间分辨率明显提高。

扫描参数：以 Force 双源 CT 为例，其探测器为 96 排，最小宽度 0.6mm，探测器宽度 57.6mm，球管旋转一周时间 0.25s。心脏成像时使用双球管扫描，采用自动管电压技术。

三、MSCT 和 DSCT 心血管成像比较

64/128 层螺旋 CT 心脏扫描在 5～10s 的短时间内完成，时间分辨率达到 135ms，心脏、冠状动脉成像图像质量优异，一次容积扫描可同时分析冠状动脉并计算心脏功能指标，能显示心室壁心肌收缩情况，但对心率/心律要求较高，需要患者屏气配合，当心率过快、心律失常或呼吸配合不佳时成像效果较差。

宽体探测器 CT 心脏成像时主要采用轴面扫描方式，无须移动扫描床。一个心动周期内，球管旋转一周即可完成冠状动脉成像，并可进行全心动态功能成像，提高了心脏检查的成功率，对于心率快、心律失常及呼吸配合不佳的患者，心脏成像质量和成功率显著提高。

相较于单源 CT，双源 CT 的主要优势在于时间分辨率显著提高，在进行心脏检查时，单源 CT 进行图像采集时 X 线管和探测器需旋转 180° 才能获得足够的数据重建图像，而双源 CT 只需旋转 90° 即可获得足够的图像数据，时间分辨率低至 66ms，对心率快的患者亦可获得较高质量的心脏图像。另外，可获得双能量 CT 数据，两套 X 线管可分别采用不同的管电压，一次扫描可同时获得高、低能量两套数据，实现能谱成像。

第三节 心脏及血管疾病 CT 成像技术

一、CT 血管成像（CTA）相关技术

（一）心电门控技术

为了产生无运动伪影的心脏和冠状动脉解剖图像，心脏的 CT 扫描必须与采集心电图信号同步进行。有两种类型的心电图同步技术：前瞻性心电门控技术和回顾性心电门控技术。

在前瞻性心电门控中，R 波开始后从预先确定的延迟点以层面扫描方式扫描心脏。延迟期的选择可以是相对值（R-R 间期的百分数）或绝对值（ms）；可以是顺向的（由新的 R 波触发）或逆向的（基于先前的一系列 R 波）。使用非螺旋方式进行扫描，可同时获得多个平行的连续层面，覆盖一定范围的心脏。

在回顾性心电门控中，通过连续螺旋扫描对心脏进行成像，同时记录心电图信号。在所采集的扫描数据中，根据心电图信号回顾性选择所需要的期相，心率较慢时通常选择舒张末期进行图像重建，心率较快时通常选择收缩末期进行图像重建。采用回顾性心电门控技术将导致辐射剂量增加，其在整个心脏周期连续采集扫描数据，可进行多期相图像重建，

从而进行心功能分析，但仅有部分数据被用于冠状动脉图像重建。

（二）图像后处理技术

1. 多平面重组（multiplanar reformation，MPR）　是目前应用最广，也是最简单和耗时最少的后处理技术。它是指在一定范围的容积扫描所得的组织结构内，任意截取三维容积的冠状、矢状或任意角度方向的影像，成像平面位于任意方向或斜面，成像的厚度为 1 个至数个体素（0.4 ～ 1mm）。层面的层厚一般较薄，不存在各种在成像层面内的重叠问题，因此所显示图像中各像素的 CT 值不需要做任何处理（图 1-2）。

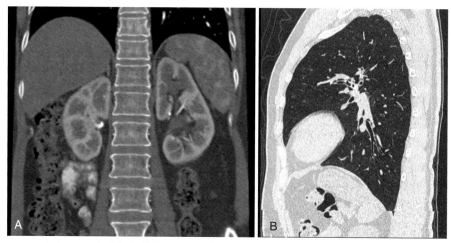

图 1-2　上腹部冠状位 MPR 图像（A）与肺部矢状位 MPR 图像（B）

多平面重组可以弥补常规横断面显示的不足，从而多方向、多角度地显示立体结构的空间位置关系。由于不进行任何阈值选择或 CT 值的处理，图像最为可靠，但是由于每层仅能显示一个较薄的层面，显示复杂的立体结构时相对烦琐，并且对观察者的空间位置判断有较高要求。

2. 曲面重组（curved planar reformation，CPR）　与多平面重组原理类似，都是对所采集的三维容积进行某二维方向的截取，但二者稍有不同，曲面重组所截取的层面方向不再局限为固定的平面，可以根据感兴趣区解剖结构的具体走行而任意画线，而后将所画曲面内的像素显示于一幅平面图像内，从而获得该曲面的结构二维图像（图 1-3）。

3. 多平面容积重组　依然是采用平面方式截取容积内的扫描信息，但与多平面重组方式不同的是，多平面容积重组所截取的平面具有较大的厚度，所截取的范围内具有较多的结构，彼此相互重叠，所以此技术常必须配合采用最大或最小密度投影技术，这样可以消除部分容积效应，使此厚度范围内所有感兴趣的高密度或低密度结构在同一个层面内清楚显示。

（1）最大密度投影（maximum intensity projection，MIP）：在多平面容积重组技术截取一定厚度的成像容积后，对于沿层面垂直方向上每一投影轨迹上的多个体素数据，选择其中最大密度的值重组为一幅二维图像的技术，常可用于 CTA、骨骼等的显示。最大密度投影是沿一定方向将一定厚度的容积数据中最大密度的体素投影于一个平面内，这样可在该成像层面内形成连续的血管影像（图 1-4A）。因为此过程不作阈值选择，故不丢失 X 线衰减信息，可反映微小的密度差别；其缺点是不能区分密度近似的结构，不能充分显示重叠结构的关系。

（2）最小密度投影（minimum intensity projection，MinIP）：其基本原理与最大密度投影相同，仍然是在平面容积重组技术截取一定的像容积后，不同的是在沿层面垂直方向上每一投影轨迹上的多个体素数据处理时，选择其中最小密度的值重组为一幅二维图像的技术。这样最小密度投影适合显示密度低的结构，如充气的结肠或呼吸道等（图1-4B）。

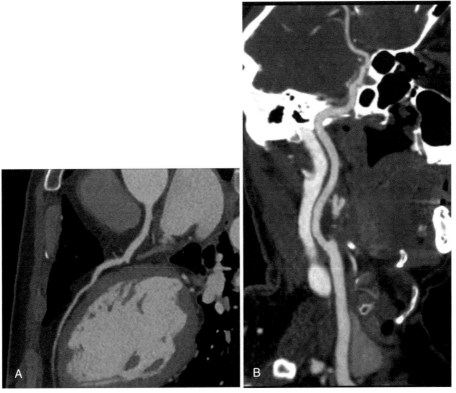

图1-3 冠状动脉前降支的 CPR 图像（A）与颈动脉的 CPR 图像（B）

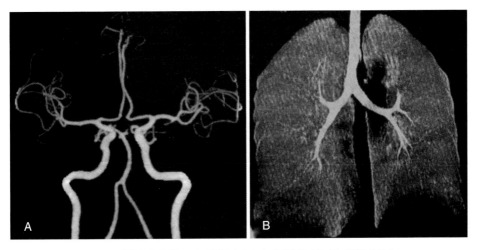

图1-4 颅脑动脉的 MIP 图像（A）与气道的 MinIP 图像（B）

4. 容积再现（volume rendering，VR） VR 图像是一种三维复合显示，包含各种组织构成。每种组织构成的多种性质，如亮度、不透明度和颜色，均可单独指定。此外，还可运用特定的全局光照性质来创建解剖结构的逼真三维效果。通过不同的透明度和伪彩技术处理，低于所设定阈值一定范围内的结构也得到显示，可更好地显示较多解剖结构的空间关系，给予近似真实的三维感受。容积再现图像不仅可显示血管三维立体结构，而且可显示血管与周围组织的关系，目前在各领域中的应用较多（图 1-5）。

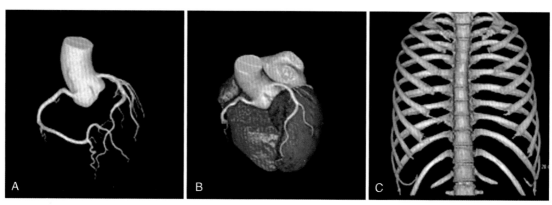

图 1-5　冠状动脉的 VR 图像（A）、加伪彩显示的心脏图像（B）与肋骨的 VR 图像（C）

5. 透明化处理　透明化处理是在对扫描获得的图像数据进行阈值选择，重组出相应结构的外表面形态后，对此结构进行透明处理，这样不仅可以看到该结构的外部形态，而且可观察管腔内部的结构有无异常（图 1-6），如充气结肠的透明化处理。

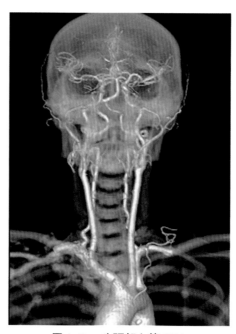

图 1-6　头颈部血管 CTA

6. 仿真内镜　仿真内镜技术利用计算机软件功能将扫描获得的图像数据进行后处理，将观察角度置于生理管腔（如气管、胆管、血管等）内，对管腔内壁作表面重组，调节不同的明暗度与色彩，重组出空腔器官内表面的立体图像，并可变换观察者所在位置，如旋转不同角度观察，或沿管腔前进或后退，类似纤维内镜所见（图1-7）。仿真内镜可直观地显示管腔内部的病变。单纯的仿真内镜由于观察位置的不断变化会给定位造成困难，因而常结合其他后处理手段综合显示。

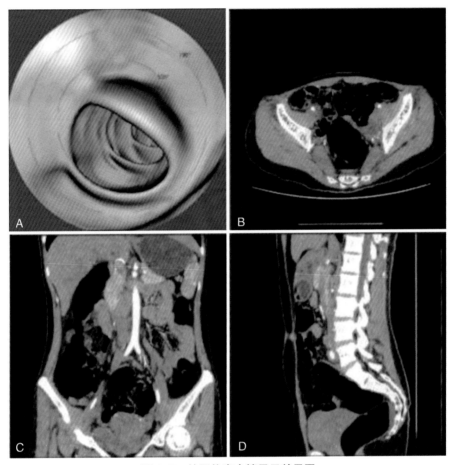

图 1-7 结肠仿真内镜显示效果图

（三）CTA 扫描技术

1. 对比剂团注追踪触发技术　该技术通常在靶血管或其附近血管设定一个感兴趣区（ROI），并设定一个增强阈值，对比剂注射到人体一定时间后，开始进行实时追踪监测扫描，当感兴趣区内 CT 值达到设定的阈值后，开始触发启动增强扫描（图1-8）。

2. 小剂量对比剂测试技术　选取扫描起始层面或附近层面作为监测层面，先预注射少量对比剂（通常 10 ～ 15ml），后以相同速率注射生理盐水 20ml，同时进行监测扫描，观察到靶血管内对比剂浓度开始下降时停止监测扫描。测量靶血管时间密度曲线（time-density curve，TDC）上的峰值时间，在该峰值时间基础上再加上经验值 2 ～ 3s，作为增强扫描的启动延迟时间（图1-9）。

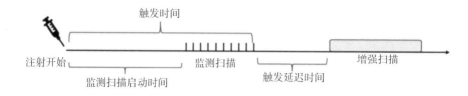

A

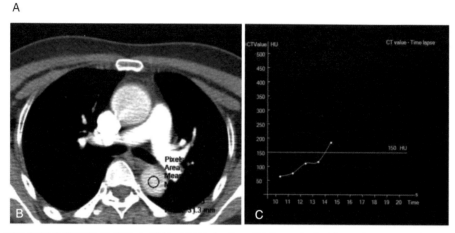

图 1-8 对比剂团注追踪技术 CTA 扫描的时间轴（A），监测层面和感兴趣区（ROI）示意图（B），监测感兴趣区的时间密度曲线（C）

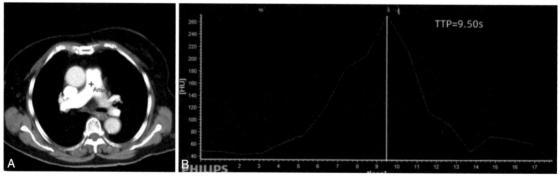

图 1-9 肺动脉 CTA 小剂量测试监测层面和感兴趣区示意图（A），时间密度曲线上测得峰值时间（TTP）为 9.50s（B）

二、心脏冠状动脉成像技术

（一）检查前准备

1. 心理干预 由于心率会影响图像质量，消除患者的紧张情绪十分重要，检查前需要向患者简单介绍检查的过程和可能出现的正常反应，如注射对比剂后出现的灼热感等，以及呼吸屏气的重要性、需要屏气的次数和检查大概时间，消除患者的畏惧心理，有利于对心率的控制。

2. 心率控制 通常 64 层以下 CT 机型心率需要控制在 70 次 / 分以下，对于 64 层以上和双源 CT，可以适当放宽心率要求。对于基础心率过快的患者，可使用受体阻滞剂，如琥珀酸美托洛尔等。服用方法：于检查前 20min 左右口服 12.5～50mg，建议酌情逐渐加量服用，并对低血压患者时刻监测血压，测量心率下降后再进行检查。

3. 呼吸训练　检查前对患者进行呼吸训练，可通过观察腹部的运动或者将手放到检查者胸前确定。近年来，随着人工智能算法的应用，最新的 16cm 宽体探测器 CT 对于心率和呼吸的要求已经放宽许多，可以实现自由呼吸下任意心率的冠状动脉成像，取得良好的成像效果。

4. 心电门控　冠状动脉 CT 扫描需与心电门控相结合，心电极的连接主要有Ⅲ导联式和Ⅳ导联式。贴电极片前，应使用酒精棉球擦拭皮肤，去除皮肤油脂以增加导电性。以Ⅳ导联式为例（图 1-10），LA 和 RA 电极分别置于左右两侧锁骨中点处，LL 和 RL 电极分别置于左右两侧肋下缘肋间隙上。部分高压注射器配有抗静电干扰导联，连接于注射侧上肢，可减轻对比剂注射时产生的静电信号干扰。

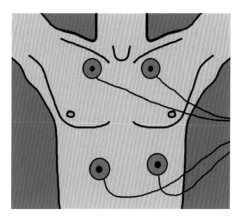

图 1-10　Ⅳ导联式连接示意图

（二）检查体位和方法

患者仰卧位，足先进，双上肢上举过头顶。先行正位及侧位双定位像扫描，而后根据定位像确定扫描范围，执行 CT 平扫及增强扫描。扫描范围从气管分叉下 2cm 开始至心脏膈面。

CTA 扫描使用对比剂团注追踪技术，选取气管分叉下 2cm 层面降主动脉放置监测 ROI，触发阈值为 120～150 HU。对比剂注射 10s 后开始进行监测扫描，当 ROI 内 CT 值达到阈值时，自动触发 CTA 扫描。16cm 宽体探测器 CT 可以选择扫描范围的中心作为监测层面，以减少移床时间。

（三）扫描及图像参数

不同性能的 CT 设备心脏扫描方式和原理不完全相同，主要有轴面步进式扫描（前瞻性心电门控）和螺旋扫描（回顾性心电门控）两种扫描方式。16cm 宽体探测器 CT 单圈扫描即可覆盖整个心脏，因此常采用轴面扫描模式，扫描时检查床不动，单个心动周期即可完成心脏数据采集，可进行前瞻性和回顾性扫描。

前瞻性心电门控适用于心率较慢且心律较齐时，采用步进式扫描，采集既定时相，如 75% R-R 间期的心脏图像。因各支冠状动脉的运动模式不同，预先选择心动周期时相不一定能将各支冠状动脉均以最佳状态显示。前瞻性心电门控方式曝光时间短，较回顾性心电门控可显著降低患者辐射剂量。在先进的 CT 设备，冠状动脉 CTA 的辐射剂量可降至 1mSv，甚至 1mSv 以下。前瞻性心电门控的不足在于其对患者心率仍有一定要求，而且所采集的数据不能进行动态分析和心功能分析。近年来出现的一些 CT 机型（如第二代双源 CT）有了进一步改进，采用自适应前瞻性心电门控，根据心电图进行调节剂量控制，如在选择 70% 时相时，可选择进行 20% ～ 80% 扫描，其中 70% 为全剂量扫描，其余时相采用 20% 的剂量扫描，这样不仅可以得到优良的冠状动脉 CT 图像，而且可以进行心功能评价。

回顾性心电门控采集的是整个心动周期的容积数据，可在 R-R 期的任意百分点重建心脏图像，弥补了前瞻性心电门控的不足，也克服了心律失常时心动周期不一致的限制。回顾性心电门控最佳重建时点增加了诊断的准确性，有助于避免因心脏运动伪影造成的误诊。在需要进行动态分析、心功能评价及患者心率不能满足前瞻性心电门控要求时，推荐临床使用回顾性心电门控方式采集冠状动脉 CTA 数据。

（四）对比剂注射方案

推荐使用碘浓度为 320 ～ 400mg/ml 的对比剂，首选右上肢静脉注射，根据患者体重和血管条件，注射速率一般为 4.5 ～ 5.5ml/s。对比剂注射结束后，以同样速率注射生理盐水 30ml。

不同的设备扫描时间不同，对比剂用量略有差异，以 64 层 CT 为例，冠状动脉 CTA 扫描时间约为 10s，对比剂注射时间可以控制在 15s 左右。对于 16cm 宽体探测器 CT，曝光时间一般＜ 1s，可酌情减少对比剂用量，注射时间控制在 10s 左右即可。对于体重≥ 80kg 的患者，可以适当增加注射时间和对比剂用量（表 1-2）。

表 1-2　不同体重患者采用 64 层 CT 行冠状动脉 CTA 的对比剂注射方案

体重（kg）	速率（ml/s）	总量（ml）
≤ 60	4.5	70
60 ～ 80	5	75
≥ 80	5.0 ～ 5.5	80 ～ 90

（五）图像重组及保存方案

根据需要重建适当层厚横断面图像，并进行 MIP、MPR、CPR、VR 等三维成像，将薄层原始图像和三维处理图像上传至影像存储与传输系统（PACS）保存。

三、颅内动脉 CTA 成像方法

（一）检查体位和方法

患者采用仰卧位，头先进，双上肢自然放置于身体两侧。用压束带固定好头部和下颌，保持头颈部静止不动及平静呼吸，避免吞咽及眨眼动作。

先行侧位定位像扫描，范围从颅顶至下颌水平。CT 平扫及增强扫描一般从颅底至颅顶。平扫目的为观察脑实质病变、脑出血、血管钙化和 ROI 的解剖位置。有些情况下平扫不是必需的，如治疗效果复查，可以根据患者情况进行调整。探测器宽度为 16cm 的 CT 设备可采用轴面扫描模式；宽度＜ 16cm 的探测器可采用螺旋扫描模式。

CTA 扫描常用以下两种方法。①小剂量团注测试技术：选取扫描起始层面颈内动脉作为测试点，用小剂量对比剂预注射（注射 10 ～ 15ml 后以相同速率注射生理盐水 20ml），测试颈内动脉时间密度曲线上的峰值时间，在该峰值时间基础上再加上经验值 2 ～ 3s，作为 CTA 扫描的启动延迟时间。②对比剂团注追踪技术：选取颈动脉（CTA 起始层面以下）放置监测 ROI，阈值为 100 ～ 150HU。对比剂注射 10s 后开始进行监测扫描，当 ROI 内 CT 值达到阈值时，自动触发 CTA 扫描。触发方式一般默认为自动触发，当监测层面平扫图像上难以识别颈动脉时，ROI 可以放置在颈部软组织区域，目测颈动脉内有足够对比剂进入时，立即手动触发扫描。

对比剂团注追踪技术不需要额外的对比剂用量，推荐作为常规方法。如果患者颈动脉狭窄严重或者钙化明显，导致颈动脉显示不清，推荐采用小剂量团注测试技术。

（二）扫描及图像参数

管电压 120kV，管电流 100 ～ 250mA，根据设备性能不同，调整球管旋转时间和螺距，增强扫描曝光时间控制在 2 ～ 5s，若扫描速度过慢，则会导致静脉污染现象较明显。图像重建算法采用软组织标准重建算法，层厚 0.5 ～ 1.0mm，层间隔小于层厚，重建矩阵 512×512，以利于 CTA 图像重建。

（三）对比剂注射方案

推荐使用碘浓度为 320 ～ 400mg/ml 的对比剂，成人注射速率一般为 4.0 ～ 5.0ml/s，婴幼儿不低于 2ml/s；总剂量按含碘量 150 ～ 300mg/kg，采用高压注射器经右上肢静脉注入，对比剂注射结束后，立即以同样速率注射生理盐水 30ml。对比剂使用时应注意：①建议采用 22G 留置针，在检查前穿刺血管和固定好针头位置；②连接管与注射针连接时应排出管路中气体；③碘对比剂注射后，随即以相同速率注射生理盐水。对比剂的使用建议参考《碘对比剂使用指南（第 2 版）》。

（四）图像重组及保存方案

根据需要重建适当层厚横断面图像，并进行 MIP、MPR、CPR、VR 等三维成像，将薄层原始图像和三维处理图像上传至 PACS 保存。

四、颅内静脉成像方法

1. 检查体位和方法　检查前准备、扫描体位和范围同颅内动脉 CTA 一致。

CT 静脉血管成像（CTV）扫描常用以下两种方法。①小剂量团注测试技术：选取与实际 CTV 扫描层面一致的层面作为测试点，用小剂量对比剂预注射（注射 10 ～ 15ml 后以相同速率追加生理盐水 20ml），测试颈静脉时间密度曲线上的峰值时间，在该峰值时间基础上再加上经验值 2 ～ 3s，作为 CTV 扫描的启动延迟时间。②对比剂团注追踪技术：先用追踪技术进行 CTA 扫描，然后再延迟 5s，头足方向进行 CTV 扫描。

2. 扫描及图像参数、对比剂增强方案、图像重组及保存方案　同颅内动脉 CTA 检查一致。

五、颈部动脉（包括颈动脉斑块）CTA 成像方法

（一）检查体位和方法

患者采取头先进、仰卧位，头置于头托架内、下颌上抬，两肩尽量下垂、双上肢置于体

部两侧，头颈部正中矢状面与纵向激光定位线重合，眉间线与横向定位线平行。一般采用侧位定位像，必要时可扫描正、侧位定位像，扫描范围自胸骨中段水平至外耳道平面。

CTA 扫描从主动脉弓至外耳孔层面。使用对比剂团注追踪技术，选取主动脉弓层面于主动脉内放置监测 ROI，阈值为 100～150HU。对比剂注射 10～12s 后开始进行监测扫描，当 ROI 内 CT 值达到阈值时，自动触发 CTA 扫描。

（二）扫描参数

采用螺旋扫描方式，扫描方向为从足侧向头侧扫描，常规扫描管电压采用 100～120kV，管电流 200mA 左右，X 线管旋转时间 0.27～0.50 秒 / 周，螺距 1.0～1.5mm，图像重建采用软组织标准重建算法，层厚 0.5～1.0mm，层间隔小于层厚，重建矩阵 512×512，准直器宽度建议选择最宽。

（三）对比剂注射方案

推荐使用碘浓度为 320～400mg/ml 的对比剂，根据患者体重和血管条件，成人注射速率一般为 3.5～5.0ml/s，婴幼儿不低于 2ml/s；采用高压注射器经右上肢静脉注入，对比剂注射结束后，以同样速率注射生理盐水 30ml。

不同的设备扫描时间不同，对比剂用量略有差异，以 64 层 CT 为例，颈部 CTA 扫描时间为 3～4s，对比剂注射时间可以控制在 9～11s，体重 ≥75kg 的患者可以适当增加注射时间（表 1-3）。

表 1-3　不同体重患者采用 64 层 CT 行头颈部 CTA 的对比剂注射方案

体重（kg）	速率（ml/s）	总量（ml）
≤ 55	3.5～4.0	35～40
55～75	4.0～5.0	40～45
≥ 75	4.5～5.0	45～55

（四）图像重组及保存方案

根据需要重建适当层厚横断面图像，并进行 MIP、MPR、CPR、VR 等三维成像，将薄层原始图像和三维处理图像上传至 PACS 保存。

六、主动脉 CTA 成像方法

（一）检查体位和方法

患者仰卧位，足先进，双上肢上举过头顶。先行正位定位像扫描，而后根据定位像确定扫描范围执行 CT 平扫及增强扫描。扫描范围从主动脉弓上 2cm 开始至坐骨下缘水平，包括升主动脉、胸主动脉、腹主动脉和髂内外动脉。

CTA 扫描使用对比剂团注追踪技术，选取气管分叉下 2cm 层面降主动脉放置监测 ROI，触发阈值为 120～150HU。对比剂注射 10s 后开始进行监测扫描，当 ROI 内 CT 值达到阈值时，自动触发 CTA 扫描。腹主动脉瘤患者因血流速度慢，建议监测瘤体层面，当瘤体内有对比剂开始填充时再触发扫描。

（二）扫描参数

采用螺旋扫描方式，头足方向扫描，常规扫描管电压采用 100～120kV，管电流 100～300mA，球管旋转时间 0.35～0.5 秒 / 周，螺距 1.0～1.2mm，曝光时间控制在 5～10s，图像重建采用软组织标准重建算法，层厚 0.5～1.0mm，层间隔小于层厚，重建矩阵 512×512，准直器宽度建议选择最宽。

（三）对比剂注射方案

推荐使用碘浓度为 320～400mg/ml 的对比剂，首选右上肢静脉注射，根据患者体重和血管条件，注射速率一般为 3.5～5.0ml/s。对比剂注射结束后，以同样速率注射生理盐水 30ml。

不同的设备扫描时间不同，对比剂用量略有差异，以 64 层 CT 为例，主动脉 CTA 扫描时间为 5～10s，对比剂注射时间可以控制在 15～20s，体重 ≥ 80kg 的患者可以适当增加注射时间和对比剂用量（表 1-4）

表 1-4　不同体重患者采用 64 层 CT 行主动脉 CTA 的对比剂注射方案

体重（kg）	速率（ml/s）	总量（ml）
≤ 60	3.5～4.0	70
60～80	4.0	75
≥ 80	4.5～5.0	80～90

（四）图像重组及保存方案

根据需要重建适当层厚横断面图像，并进行 MIP、MPR、CPR、VR 等三维成像，将薄层原始图像和三维处理图像上传至 PACS 保存。

七、下肢动脉 CTA 成像方法

（一）检查体位和方法

患者仰卧位，足先进，双上肢上举过头顶。先行正位定位像扫描，而后根据定位像确定扫描范围执行 CT 平扫及增强扫描。扫描范围从 T_{12} 椎体开始至足尖，包括腹主动脉、髂内外动脉、股动脉、腘动脉，以及小腿和足背动脉。平扫目的是观察血管钙化和 ROI 的解剖位置。

CTA 扫描使用对比剂团注追踪技术，选取双肾动脉水平腹主动脉放置监测 ROI，触发阈值为 180HU。对比剂注射 10～12s 后开始进行监测扫描，当 ROI 内 CT 值达到阈值时，自动触发 CTA 扫描。

（二）扫描参数

采用螺旋扫描方式，扫描方向为从足侧到头侧扫描，常规扫描管电压采用 100～120kV，管电流 100～300mA，球管旋转时间 0.7～1.0 秒 / 周，螺距 0.8mm 左右，保证曝光时间在 35～40s，图像重建采用软组织标准重建算法，层厚 0.5～1.0mm，层间隔小于层厚，重建矩阵 512×512，准直器宽度建议选择最宽。

（三）对比剂注射方案

推荐使用碘浓度为 350～400mgI/ml 的对比剂，首选右上肢静脉注射，常规使用剂量

（体重 60～90kg 的患者）为 100ml，但在体重过小或过大（＜60kg 或≥90kg）的患者需调整对比剂用量，分别为 80ml 和 120ml。采用双期对比剂注射方案，第一期对比剂注射速率 3.5～4.0ml/s，总量 60ml，第二期对比剂注射速率 3.0ml/s，总量 40ml。对比剂注射结束后，以同样速率注射生理盐水 30ml。

（四）图像重组及保存方案

根据需要重建适当层厚横断面图像，并进行 MIP、MPR、CPR、VR 等三维成像，将薄层原始图像和三维处理图像上传至 PACS 保存。

八、腹部动脉 CTA 成像方法

临床上常用的腹部动脉 CTA 主要包括腹主动脉、肝动脉、脾动脉、肾动脉、肠系膜动脉、髂内外动脉等动脉血管。腹主动脉 CTA 在主动脉 CTA 成像中做介绍，此处不再详细介绍。除腹主动脉外的腹部器官动脉 CTA，检查方法基本相同，越细小的血管，对比剂注射速率要求越高。

（一）检查体位和方法

患者仰卧位，足先进，双上肢上举过头顶。先行正位定位像扫描，而后根据定位像确定扫描范围执行 CT 平扫及增强扫描。扫描范围包括目标动脉即可。

CTA 扫描使用对比剂团注追踪技术，选取扫描起始层面腹主动脉放置监测 ROI，触发阈值为 120～150HU。对比剂注射 10s 后开始进行监测扫描，当 ROI 内 CT 值达到阈值时，自动触发 CTA 扫描。

（二）扫描参数

采用螺旋扫描方式，头足方向扫描，常规扫描管电压采用 100～120kV，管电流 100～300mA，球管旋转时间 0.5～0.8 秒/周，螺距 1.0～1.2mm，曝光时间控制在 5s 左右，图像重建采用软组织标准重建算法，层厚 0.5～1.0mm，层间隔小于层厚，重建矩阵 512×512，准直器宽度建议选择最宽。

（三）对比剂注射方案

推荐使用碘浓度为 350～400mg/ml 的对比剂，首选右上肢静脉注射，根据患者的体重和血管条件，注射速率一般为 4.0～5.0ml/s。对比剂注射结束后，以同样速率注射生理盐水 30ml。

不同设备的扫描时间不同，对比剂用量略有差异，以 64 层 CT 为例，腹部 CTA 扫描时间为 3～10s，对比剂注射时间可以控制在 15～20s，对体重≥80kg 的患者可以适当增加注射时间（表 1-5）。

表 1-5　不同体重患者采用 64 层 CT 行腹部动脉 CTA 的对比剂注射方案

体重（kg）	速率（ml/s）	总量（ml）
≤60	4.0	70
60～80	4.5	75
≥80	5.0	80～90

（四）图像重组及保存方案

根据需要重建适当层厚横断面图像，并进行 MIP、MPR、CPR、VR 等三维成像，将薄层原始图像和三维处理图像上传至 PACS 保存。

九、肺动脉 CTA 成像方法

（一）检查体位和方法

患者仰卧位，足先进，双上肢上举过头顶。先行正位定位像扫描，而后根据定位像确定扫描范围执行 CT 平扫及增强扫描，扫描范围从肺尖至肺底。

CTA 扫描常用以下两种方法。①对比剂团注追踪技术：选取气管分叉下 2cm 层面肺动脉内放置监测 ROI，阈值为 80～100HU。对比剂注射 3～5s 后开始监测扫描，当 ROI 内 CT 值达到阈值时，自动触发 CTA 扫描。②小剂量团注测试技术：选取气管分叉下 2cm 层面肺动脉作为测试点，用小剂量对比剂预注射（注射 10ml 后以相同速率追加生理盐水 20ml），测试肺动脉时间密度曲线上的峰值时间，在该峰值时间基础上再加上经验值 2～3s，作为 CTA 扫描的启动延迟时间。

对于怀疑肺动静脉瘘的患者，在常规肺动脉扫描之后需再加扫一期，有利于显示畸形血管和瘤体。

（二）扫描参数

采用螺旋扫描方式，头足方向扫描，常规扫描管电压采用 100～120kV，管电流 100～300mA，球管旋转时间 0.5～0.8 秒/周，螺距 1.0～1.2mm，曝光时间控制在 5s 左右，图像重建采用软组织标准重建算法，层厚 0.5～1.0mm，层间隔小于层厚，重建矩阵 512×512，准直器宽度建议选择最宽。

（三）对比剂注射方案

推荐使用碘浓度为 350～400mg/ml 的对比剂，首选右上肢静脉注射，根据患者体重和血管条件，注射速率一般为 4.0ml/s 左右。对比剂注射结束后，以同样速率注射生理盐水 30ml。

不同的设备扫描时间不同，对比剂用量略有差异，以 64 层 CT 为例，肺动脉 CTA 扫描时间约为 5s，对比剂注射时间控制在 10s 左右，体重≥80kg 患者可以适当增加速率。若对比剂时间过长，或未跟注生理盐水，则会导致上腔静脉对比剂硬化伪影较重，影响肺动脉成像效果。

（四）图像重组及保存方案

根据需要重建适当层厚横断面图像，并进行 MIP、MPR、CPR、VR 等三维成像，将薄层原始图像和三维处理图像上传至 PACS 保存。

十、门静脉及下腔静脉 CTV 成像方法

（一）检查体位和方法

患者仰卧位，足先进，双上肢上举过头顶。先行正位定位像扫描，而后根据定位像确定扫描范围执行 CT 平扫及增强扫描，扫描范围从膈肌上 2cm 至骶骨水平。

CTV 扫描使用对比剂团注追踪技术，选取扫描起始层面腹主动脉放置监测 ROI，触发阈

值为 120 ～ 150HU，对比剂注射 10s 后开始进行监测扫描，当 ROI 内 CT 值达到阈值时自动触发，触发后延迟 25s 扫描门静脉，延迟 45s 扫描下腔静脉。

（二）扫描参数

采用螺旋扫描方式，头足方向扫描，常规扫描管电压采用 100 ～ 120kV，管电流 100 ～ 300mA，球管旋转时间 0.5 ～ 0.8 秒 / 周，螺距 1.0 ～ 1.2mm，曝光时间控制在 5 ～ 10s，图像重建采用软组织标准重建算法，层厚 0.5 ～ 1.0mm，层间隔小于层厚，重建矩阵 512×512，准直器宽度建议选择最宽。

因间接法静脉成像时，血管内对比剂浓度较低，建议尽量使用低管电压扫描，以提高血管内 CT 值，提高图像对比度。对于有能谱成像功能的 CT 设备，建议选用能谱扫描模式，并使用单能量成像技术，重建出静脉血管显示最佳的单能量图像。

（三）对比剂注射方案

推荐使用碘浓度为 350 ～ 400mg/ml 的对比剂，首选右上肢静脉注射，根据患者体重和血管条件，注射速率一般为 4.0ml/s 左右，按照体重 ×1.5ml/kg 计算对比剂用量。对比剂注射结束后，以同样速率注射生理盐水 30ml。

（四）图像重组及保存方案

根据需要重建适当层厚横断面图像，并进行 MIP、MPR、CPR、VR 等三维成像，将薄层原始图像和三维处理图像上传至 PACS 保存。

十一、上腔静脉 CTV 成像方法

（一）检查体位和方法

患者仰卧位，足先进，双上肢上举过头顶。先行正位定位像扫描，而后根据定位像确定扫描范围执行 CT 平扫及增强扫描，扫描范围从锁骨上 2cm 至心脏水平。

根据对比剂注射方法的不同，上腔静脉 CTV 扫描可以分为直接法和间接法。①直接法：指将对比剂和生理盐水按照一定的比例混合，经右侧上肢静脉注入，当混合液到达肺上腔静脉时，进行扫描的成像方法。一般在混合液注射 8 ～ 10s 后，头足方向进行扫描，保证扫描结束时混合液注射恰好结束。直接法的优点是对比剂浓度较高，缺点是存在对比剂充盈不均匀的现象，有时误诊为血栓。②间接法：经上肢静脉注射未经稀释的对比剂，对比剂经肺循环、体循环后，由锁骨下静脉和颈静脉回流汇总至上腔静脉时，再进行 CTV 扫描。间接法的优点是血管内密度均匀，无对比剂混合不均的现象，缺点是对比剂浓度偏低，不利于三维成像。综合以上原因，间接法上腔静脉 CTV 更为常用。

间接法 CTV 成像有以下两种方法。①对比剂团注追踪技术：选取右颈静脉最低层面，右颈静脉内放置监测 ROI，阈值为 100HU。对比剂注射 20s 后开始监测扫描，当 ROI 内 CT 值达到阈值时，自动触发 CTV 扫描。②小剂量团注测试技术：选取上腔静脉作为测试点，用小剂量对比剂预注射（注射 15ml 后以相同速率追加生理盐水 20ml），20s 后开始监测扫描，测试上腔静脉时间密度曲线的峰值时间，在该峰值时间基础上再加上经验值 2 ～ 3s，作为 CTV 扫描的启动延迟时间。

（二）扫描参数

采用螺旋扫描方式，头足方向扫描，常规扫描管电压采用 100 ～ 120kV，管电流 100 ～ 300mA，球管旋转时间 0.5 ～ 0.8 秒 / 周，螺距 1.0 ～ 1.2mm，曝光时间控制在 3 ～ 5s，图像重建采用软组织标准重建算法，层厚 0.5 ～ 1.0mm，层间隔小于层厚，重建矩阵 512×512，准直器宽度建议选择最宽。

因间接法静脉成像时，血管内对比剂浓度较低，建议尽量使用低管电压扫描，以提高血管内 CT 值，提高图像对比度。对于有能谱成像功能的 CT 设备，建议选用能谱扫描模式，并使用单能量成像技术，重建出静脉血管显示最佳的单能量图像。

（三）对比剂注射方案

推荐使用碘浓度为 350 ～ 400mg/ml 的对比剂，首选右上肢静脉注射。直接法成像时，将对比剂和生理盐水按照 1∶5 比例配制混合液 50ml，注射速率一般为 4.0ml/s。间接法成像时，根据患者体重和血管条件，注射速率一般为 4.0ml/s 左右，总量 60ml。对比剂注射结束后，以同样速率注射生理盐水 30ml。

（四）图像重组及保存方案

根据需要重建适当层厚横断面图像，并进行 MIP、MPR、CPR、VR 等三维成像，将薄层原始图像和三维处理图像上传至 PACS 保存。

十二、下肢静脉 CTV 成像方法

根据对比剂注射方法的不同，下肢静脉 CTV 扫描可以分为直接法和间接法，两种方法各有优劣，其中直接法成像较为常用，在此着重介绍。

（一）检查体位和方法

患者仰卧位，足先进，双上肢上举过头顶。先行正位定位像扫描，而后根据定位像确定扫描范围执行 CT 平扫及增强扫描，扫描范围从足背至肾动脉水平。

混合液注射后 15s，用止血带绑扎患侧大腿根部，在注射结束前 25s 左右松开止血带，轻揉绑扎部位数秒，然后开始增强扫描，保证扫描结束时混合液注射恰好结束。

（二）扫描参数

足头方向扫描，常规扫描管电压采用 100 ～ 120kV，管电流 100 ～ 300mA，球管旋转时间 0.5 ～ 0.8 秒 / 周，螺距 1.0 ～ 1.2mm，曝光时间控制在 15s 左右，延迟时间 = 混合液注射时间 — 曝光时间。图像重建采用软组织标准重建算法，层厚 1.0mm，层间隔小于或等于层厚，重建矩阵 512×512，准直器宽度建议选择最宽。

（三）对比剂注射方案

推荐使用碘浓度为 350 ～ 400mg/ml 的对比剂，选择患侧下肢足背或踝关节以远静脉进行穿刺。将对比剂和生理盐水按照 1∶5 比例配制混合液 240ml，根据血管条件，注射速率一般为 2.0 ～ 2.5ml/s。

（四）图像重组及保存方案

根据需要重建适当层厚横断面图像，并进行 MIP、MPR、CPR、VR 等三维成像，将薄层原始图像和三维处理图像上传至 PACS 保存。

第四节 CT 对比剂

人体的某些组织器官天然对比较差（如血管），常规 CT 扫描常难以显示病灶或难以对病变进行定性诊断，需要将某种特定物质引入体内，以改变机体局部组织的影像对比度，这种被引入人体的物质称为对比剂。在临床应用中，CT 的对比剂可分为两类：阳性对比剂和阴性对比剂。阳性对比剂主要为碘对比剂，较少使用钆类对比剂。阴性对比剂包括气体、饮用水（或牛奶等），主要用于消化道等检查。

一、碘对比剂的基本结构及分类

（一）碘对比剂的基本结构

在 CT 血管成像（CTA）中所应用的对比剂主要为碘对比剂。碘对比剂均为三碘苯环衍生物。三碘苯环衍生物的碘原子量大，吸收 X 线的性能较强；碘与苯环键合的结构非常稳定；苯环结构具备许多有效的侧链结合点，为不断改进整个分子结构提供了条件，也具备了提高性能和降低毒性反应的可能性。碘对比剂根据其在水溶液中是否解离分为离子型与非离子型两类。无论是离子型还是非离子型碘对比剂，均各有单体（结构为 1 个苯环上带了 3 个碘原子）和二聚体（1 个对比剂分子含有 2 个三碘苯环）。离子型对比剂是三碘苯甲酸盐，如泛影葡胺、异泛影葡胺（碘他拉葡胺）等。非离子型对比剂，如碘海醇（欧乃派克）、碘帕醇（碘必乐）、碘普罗胺（优维显）等。目前所应用的碘对比剂都是水溶性的三碘苯环衍生物，无或很少有蛋白质结合的基团或结构，静脉注射后可迅速在血管内和血管外间隙分布。静脉注射后碘对比剂约 90% 由肾小球滤过排泄，少量经其他器官排泄。

（二）碘对比剂的分类

对比剂按照渗透性分为高渗对比剂 [> 1500mOsm/（kg·H_2O）]、次高渗对比剂 [600 ~ 1000mOsm/（kg·H_2O）] 和等渗对比剂 [290mOsm/（kg·H_2O）]。按照渗透性进行分类的各种碘对比剂及其理化性质见表 1-6。研究显示，高渗对比剂与低渗对比剂在肾功能正常的患者之间对比剂肾病发生率的差别没有统计学意义；在原有肾功能障碍的患者中，低渗对比剂引起肾病的发生率明显低于高渗对比剂；在患有慢性肾病和慢性肾病合并糖尿病的患者中，等渗对比剂所致肾病的发生率明显低于低渗对比剂。

表 1-6　根据渗透性分类的常用碘对比剂特性

结构与分类	通用名	常用商品名	碘浓度（mg/ml）	渗透压 [mOsm/（kg·H_2O）]
第一代高渗离子型单聚体	泛影葡胺	安其格纳芬	306	1530
第二代次高渗非离子型单聚体	碘海醇	欧乃派克	300/350	680/830
	碘佛醇	安射力	320/350	710/790
	碘帕醇	碘必乐	300/370	616/796
	碘普罗胺	优维显	300/370	590/770
	碘美普尔	典迈伦	300/400	521/726

续表

结构与分类	通用名	常用商品名	碘浓度（mg/ml）	渗透压［mOsm/（kg·H$_2$O）］
第二代次高渗非离子型二聚体	碘克酸	海赛显	320	600
第三代等渗性非离子型二聚体	碘克沙醇	威视派克	320	290
	碘曲仑	伊索显	300	320

二、使用碘对比剂前的准备工作

1. 过敏试验。无须碘过敏试验。除非产品说明书注明特别要求。

2. 使用碘对比剂前，应向患者或其监护人告知对比剂使用的适应证、禁忌证、可能发生的不良反应和注意事项。建议签署"碘对比剂使用患者知情同意书"。

3. 碘对比剂使用前，医生或护士需要注意的事项

（1）询问患者或监护人：①既往有无使用碘对比剂出现中、重度不良反应史；②有无哮喘；③有无糖尿病；④有无肾脏疾病；⑤有无肾脏手术；⑥有无使用肾毒性药物或其他影响肾小球滤过率（GFR）的药物；⑦有无高血压；⑧有无痛风病史；⑨有无其他药物不良反应或过敏史；⑩有无脱水、充血性心力衰竭现象。

（2）需要高度关注的相关疾病：①甲状腺功能亢进，甲状腺功能亢进尚未治愈者禁忌使用碘对比剂；②糖尿病肾病，使用碘对比剂需要咨询内分泌专科医师和肾脏病专科医师。

4. 对比剂处理：碘对比剂存放条件必须符合产品说明书要求；使用前建议加温至37℃。

5. 水化：建议在使用碘对比剂前 6 ～ 12h 至使用后 24h 内，对患者给予水化。

（1）水化的可能机制：增加肾血流量；降低肾素 – 血管紧张素系统的活性；降低对比剂相关的血液黏滞度和渗透性；生理盐水可扩充血管内容积；用碳酸氢钠可使肾小管内液体碱性化，可降低肾小管损害。

（2）水化的方法

1）动脉内用药者：推荐对比剂注射前 6 ～ 12h 静脉内补充生理盐水，或 5% 葡萄糖加154mmol/L 碳酸氢钠溶液，不少于 100ml/h；注射对比剂后亦应连续静脉补液，不少于 100ml/h，持续 24h；提倡联合应用静脉补液与口服补液以提高预防对比剂肾病的效果。

2）静脉内用药者：口服补液方式为注射对比剂前 4 ～ 6h 开始，持续到使用对比剂后24h 口服水或生理盐水，使用量 100ml/h；条件允许者，建议采用前述条款中动脉内用药者水化方法。

三、使用碘对比剂原则

（一）使用剂量和适应证
遵循产品说明书中规定的剂量和适应证范围。

（二）使用方式
1. 血管内注射　静脉内注射和动脉内注射。

2. 非血管内使用 口服；经自然或人工或病理通道输入。注意：对比剂经血管外各种通道输入，有可能被吸收进入血液循环，产生与血管内用药相同的不良反应。

（三）血管内使用碘对比剂的注意事项

（1）给患者补充足够的液体，按前述条款给患者水化。天气炎热或气温较高的环境下，根据患者液体额外丢失量的多少，适当增加液体摄入量。关于补液量，在特殊情况下（如心功能不全等），建议咨询相关临床医师。

（2）对于有使用肾毒性相关药物者，需停用肾毒性药物至少 24h 后再使用碘对比剂。

（3）对于严重肾功能不全者，尽量选用不需要碘对比剂的影像学检查方法或可以提供足够诊断信息的非影像学检查方法。

（4）尽量避免使用高渗对比剂及离子型对比剂。

（5）如果确实需要使用碘对比剂，建议使用能达到诊断目的的最小剂量。

（6）避免短时间内重复使用诊断剂量碘对比剂。如果确有必要重复使用，建议 2 次使用碘对比剂间隔时间 ≥ 14 天。

（7）避免使用甘露醇和利尿剂，尤其是髓袢利尿剂。

（四）应择期检查的情况

已知血清肌酐水平异常者；需要经动脉注射碘对比剂者。对于择期检查的患者，应当在检查前 7 天内查血清肌酐；血清肌酐升高者，必须在检查前 24h 内给予预防肾脏损害的措施；严重肾功能不全者，如有可能，考虑其他不需要使用碘对比剂的影像学检查方法；使用肾毒性相关药物者，如果必须使用碘对比剂，应该停用肾毒性药物至少 24h，并且必须给患者补充足够液体。

（五）急诊检查

在不立即进行检查就会对患者造成危害的紧急情况下，可不进行血清肌酐检查。

（六）使用碘对比剂建议

尽量选择应用非离子型对比剂。使用等渗或次高渗对比剂，尽量避免使用高渗对比剂。

（七）使用碘对比剂与透析的关系

使用碘对比剂后，无须针对碘对比剂进行透析；不建议将使用碘对比剂与血液透析和（或）腹膜透析时间关联。

（八）糖尿病患者使用碘对比剂的注意事项

（1）尽可能择期行碘对比剂相关检查，使用碘对比剂前、后查血清肌酐。

（2）在碘对比剂使用前 48h 必须停用双胍类药物。

（3）碘对比剂使用后至少 48h 且肾功能恢复正常或恢复到基线水平后才能再次使用双胍类药物。

四、对比剂肾病

（一）对比剂肾病

对比剂肾病（contrast induced nephronpathy，CIN）是指在排除其他原因的情况下，血管内途径应用碘对比剂后 2 ～ 3 天血清肌酐升高至少 44μmol/L（0.5mg/dl）或超过基础值 25%。

（二）CIN 的病理生理学

碘对比剂肾毒性包括化学毒性（离子性、含碘物质）、渗透毒性、组分中与黏滞度相关的毒性。关于肾毒性的相关机制，目前尚无足够证据达成共识。

（三）MDRD 公式

基础肾功能评估肾功能不全者在使用碘对比剂前，建议采用肾脏病饮食调整研究（MDRD）公式计算估算的肾小球滤过率（eGFR）。

MDRD 公式（适合中国人的改良形式）如下（用于女性时，再乘以 0.79）：

$$eGFR\left[ml/(min \cdot 1.73m^2)\right] = 175 \times Scr（血肌酐）(mg/ml)^{-1.234} \times 年龄^{-0.179}$$

紧急时，可在没有评估肾功能情况下使用碘对比剂。

（四）CIN 的危险分层

1. 危险因子　高龄（≥75 岁）；原有肾功能不全；糖尿病；血容量不足；心力衰竭；使用肾毒性药物（非甾体类药物和血管紧张素转化酶抑制剂类药物）；低蛋白血症、低血红蛋白血症；低钾血症；单克隆免疫球蛋白病；大剂量使用碘对比剂；不完全水化。

2. 危险因子积分预测　见表 1-7。

表 1-7　危险因子积分预测

危险因子	评分
高血压	5
主动脉内球囊	5
充血性心力衰竭	5
年龄 ≥ 75 岁	4
贫血	3
糖尿病	3
对比剂用量（每 100ml）	1
血肌酐浓度 > 1.5mg/dl	4
肾小球滤过率 $\left[ml/(min \cdot 1.73m^2)\right]$	
41～60	2
20～40	4
< 20	6

（五）渗透压及黏滞度在 CIN 发生中的作用

目前多数观点认为，两者在 CIN 的发生发展过程中均起作用。

1. 渗透压　渗透压高于血液的对比剂会导致肾血管收缩、渗透性利尿、肾性贫血。

2. 黏滞度　黏滞度较高的对比剂与血液混合，可引起通过微循环的血流速度一过性减慢；肾小管阻力增加引起肾间质压力增加，导致髓质血流降低。

（六）最大对比剂用量公式

推荐最大对比剂用量 =5ml× 体重（kg）/ 基础血清肌酐（mg/dl）。

（七）给药方式

动脉内给予碘对比剂比静脉内给予有更高的 CIN 危险；经肾动脉和腹主动脉注射对比剂，使肾脏损伤的可能性更大。

（八）对比剂使用时间间隔

重复使用碘对比剂造影，每次给予诊断剂量，是 CIN 发生的危险因素；72h 内重复应用诊断剂量对比剂是发生 CIN 的独立预测因子。

建议：两次对比剂应用间隔时间最好为 14 天。

（九）CIN 的预防

1. 询问病史　询问是否有肾脏疾病、糖尿病、高血压、痛风病史；近期是否做过肾脏手术；近期是否应用肾毒性药物或其他影响肾小球滤过率的药物。

2. 水化　使用碘对比剂前，按前述条款方法对患者进行水化。

3. 关于药物　没有足够证据证实使用药物可以降低 CIN 发生率；目前没有任何一种药物经过权威机构验证可以降低 CIN 发生率。

4. 血液滤过　血液滤过预防 CIN 的作用有待进一步证明；临床试验中，血液滤过本身影响研究的终点。

（十）CIN 的预后

通常为一过性，血清肌酐在给药后 3 天达峰值，10 天左右回到基线水平；如果给药后 24h 内血清肌酐水平增加不超过 0.5mg/100ml，则不倾向发生可察觉的 CIN。转归与肾功能减退及患者的状况有关，肾功能严重障碍者可造成不可逆性结果。

五、对比剂外渗

对比剂外渗是众所周知的静脉注射型对比剂的并发症，据报道，在使用高压注射器时对比剂外渗发生率可达 0.2% ～ 0.6%。早期许多放射科医师不赞同 CTA 对比剂注射速率超过 3ml/s，但如今许多医疗机构已接受 4 ～ 5ml/s 作为临床常规 CTA 的注射速率。尽管这些较高的速率有可能会引起外渗概率的增加，但是研究发现，外渗的发生率与注射速率没有相关性。10ml/s 是 CT 功能成像的标准速率。在数字减影血管造影（DSA）检查中，标准的外周静脉注射速率为 15ml/s，对比剂的总量为 30 ～ 50ml；每次观察都需要以上述速率重复注射对比剂。在使用非离子型对比剂时，大多数情况下对比剂外渗一般是小剂量的，会导致轻微的症状。对比剂大剂量外渗一般是在无沟通能力的患者中发生，如婴幼儿、老年人及昏迷患者，或者是被穿刺血管情况不佳，如下肢和远端小静脉，或化疗患者、老年患者、糖尿病患者血管硬化等，以及淋巴和（或）静脉引流受损的患者。严重的外渗会引起皮肤坏死、溃疡或间隔综合征。因此在注入对比剂前，快速预注射生理盐水是十分必要的。在注入对比剂前观察注射的情况可以有效减少外渗的危险，但是不能完全杜绝，因为外渗往往发生在开始注射后几秒内。使用高压注射器可减少发生外渗的危险。

保守治疗往往是对比剂外渗最恰当的处理方法，因此与临床相关科室一同建立一套治疗这些创伤的方案是非常必要的。冷热压迫是治疗局部外渗比较有效的方法。目前没有公认的更好的治疗方法。中华医学会放射学分会在《对比剂使用指南》中建议：轻度外渗患者因多数损伤轻微，无须处理；嘱咐患者注意观察，如外渗加重，应及时就诊；对于个别疼痛明显者，局部给予普通冷湿敷；对于中重度外渗患者，应抬高患肢，促进血液回流；早期使用50%硫酸镁保湿冷敷，24h 后改为硫酸镁保湿热敷；或者用黏多糖软膏等外敷，或者用 0.05%地塞米松局部湿敷；碘对比剂外渗严重者，在外用药物基础上口服地塞米松每次 5mg，每日3 次，连用 3 天；必要时，咨询临床医师用法。

六、对比剂不良反应及处理措施

对比剂全身不良反应的危险因素：①全身不良反应的既往史症状，包括荨麻疹、支气管痉挛、明显的血压降低、抽搐、肺水肿等；②哮喘：与治疗现疾病有关药物引起的变态反应。

使用对比剂检查时必须常备的抢救用品如下。①检查室中必须准备的器械：装有复苏药物（必须定期更换）和器械的抢救车、医用氧气管道或氧气瓶、血压计、吸痰设备、简易呼吸器等。②检查室中必须备有的紧急用药：1∶1000 的肾上腺素组胺 H 受体拮抗药（抗组胺药，如异丙嗪、苯海拉明）、地塞米松、阿托品、生理盐水或格林液、抗惊厥药（如地西泮等）。

预防碘对比剂不良反应采用一般性预防，建议使用非离子型碘对比剂；不推荐预防性用药，嘱患者注射对比剂后须留观 30min 才能离开检查室。同时需建立抢救应急通道，建立与急诊室或其他临床相关科室针对碘对比剂不良反应抢救的应急快速增援机制，确保不良反应发生后，在需要的情况下，临床医师能够及时赶到抢救现场进行抢救。

急性不良反应一般为对比剂注射后 1h 内出现的不良反应。症状及处理方法如下。

（一）恶心和（或）呕吐

多为一过性，一般使用支持疗法；重度的、持续时间长者应考虑适当应用止吐药物。

（二）荨麻疹

散发一过性的荨麻疹一般使用包括观察在内的支持性治疗，散发的持续时间长的荨麻疹应考虑适当应用组胺 H 受体拮抗剂肌内或静脉注射，可能会发生嗜睡和（或）低血压。严重者可考虑使用 1∶1000 肾上腺素、成人 0.1～0.3ml（0.1～0.3mg）肌内注射；6～12岁儿童注射成人剂量的 50%，6 岁以下儿童注射成人剂量的 25%；必要时可重复给药。

（三）支气管痉挛

氧气面罩吸氧（6～10L/min），H_2 受体激动药定量吸入剂（深吸 2～3 次）。也可应用肾上腺素：血压正常时，肌内注射（1∶1000），0.1～0.3ml（0.1～0.3mg）；对有冠状动脉疾病的患者或老年患者应使用较小的剂量；儿童患者剂量为 0.01mg/kg，总量最多不超过 0.3mg；血压降低时，肌内注射（1∶1000），成人患者 0.5ml（0.5mg），6～12 岁儿童患者 0.3ml（0.3mg），6 岁以下儿童患者 0.15ml（0.15mg）。

（四）喉头水肿

氧气面罩吸氧（6～10L/min）。肌内注射肾上腺素（1∶1000）：成人 0.5ml（0.5mg），必要时重复给药；6～12 岁儿童剂量为 0.3ml（0.3mg），6 岁以下儿童剂量为 0.15ml（0.15mg）。

（五）低血压

单纯性低血压：抬高患者的双腿；氧气面罩吸氧（6～10L/min）；快速静脉补充普通生理盐水或林格乳酸盐，如果无效，可肌内注射 1 : 1000 肾上腺素，成人 0.5ml（0.5mg），必要时重复给药；儿童患者 6～12 岁为 0.3ml（0.3mg），6 岁以下为 0.15ml（0.15mg）。迷走神经反应（低血压和心动过缓），抬高患者的双腿；氧气面罩吸氧（6～10L/min），静脉注射阿托品 0.6～1.0mg，必要时于 3～5min 后重复给药，成人总剂量可达 3mg（0.04mg/kg），儿童患者静脉注射 0.02mg/kg（每次最大剂量 0.6mg），必要时重复给药，总量可达 2mg；快速静脉补充普通生理盐水或林格乳酸盐。

（六）全身过敏样反应

应及时求助复苏小组，必要时气道吸引；出现低血压时抬高患者双腿；氧气面罩吸氧（6～10L/min）；肌内注射肾上腺素（1 : 1000），成人 0.5ml（0.5mg），必要时重复给药；6～12 岁 0.3ml（0.3mg），6 岁以下 0.15ml（0.15mg）；静脉补液，如普通生理盐水、林格乳酸盐；H 受体拮抗剂，如苯海拉明 25～50mg 静脉给药。

迟发性不良反应一般为在对比剂注射后 1h 至 1 周内出现的不良反应。对比剂给药后可出现各种迟发性症状，如恶心、呕吐、头痛、骨骼肌肉疼痛、发热等，但许多症状与对比剂应用无关，临床需注意鉴别；与其他药疹类似的皮肤反应是真正的迟发性不良反应，通常为轻度至中度，并且为自限性。迟发性不良反应处理措施一般采用对症治疗，与其他药物引起的皮肤反应的治疗相似。

迟发性不良反应通常为在对比剂注射 1 周后出现的不良反应。迟发性不良反应类型可引起甲状腺功能亢进症，偶见于未经治疗的格雷夫斯（Graves）病或结节性甲状腺肿患者、年老和（或）缺碘者。

七、使用碘对比剂禁忌证

（一）绝对禁忌证

甲状腺功能亢进未治愈患者不能使用碘对比剂。使用碘对比剂前，一定要明确患者是否有甲状腺功能亢进。正在治疗甲状腺功能亢进症的患者，应咨询内分泌科医师是否可以使用碘对比剂。如果内分泌科医师确认可以使用碘对比剂，建议使用能满足诊断需要的最小剂量，并且在使用碘对比剂后仍然需要密切观察患者的情况。注射碘对比剂后 2 个月内应当避免甲状腺核素碘成像检查。

（二）应慎用碘对比剂的情况

1. 肺及心脏疾病　肺动脉高压；支气管哮喘；心力衰竭。

2. 妊娠期和哺乳期妇女　孕妇可以使用碘对比剂；妊娠期间母亲使用对比剂，胎儿出生后应注意其甲状腺功能。目前资料显示碘对比剂极少分泌到乳汁中，因此使用对比剂不影响哺乳。

3. 骨髓瘤和副球蛋白血症　此类患者使用碘对比剂后容易发生肾功能不全。

4. 高胱氨酸尿　碘对比剂可引发高胱氨酸尿患者血栓形成和栓塞。建议：使用等渗碘对比剂或次高渗碘对比剂；避免大剂量或短期内重复使用碘对比剂；充分水化。

八、碘对比剂血管外使用

（一）使用途径

窦道或瘘管造影；其他体腔造影，如关节腔造影、子宫输卵管造影、间接淋巴管造影、胆道 T 管造影、内镜逆行胰胆管造影（ERCP）、经皮穿刺肝胆道成像（PTC）、消化道口服造影等。

（二）禁忌证

既往对碘对比剂有严重过敏反应者；甲状腺功能亢进。

（三）不良反应及处理措施

碘对比剂血管外应用可能被吸收，产生与血管内给药相同的不良反应。处理措施：轻微症状可以在数天内自动消失，可不予以处理；反应严重者，处理措施同血管内用药。

参考文献

国家心血管病专业质控中心心血管影像质控专家工作组，中华医学会放射学分会心胸学组，心脏冠状动脉多排 CT 临床应用指南写作专家组，2020. 冠状动脉 CT 血管成像的适用标准及诊断报告书写规范. 中华放射学杂志，54(11):1044-1055.

李敏，孙钢，彭兆辉，等，2011. 320 排容积 CT 冠状动脉血管成像前瞻性心电门控最佳重建时相的初步研究. 中华放射学杂志，45(10):918-923.

李月卿，2010. 医学影像成像理论. 2 版. 北京：人民卫生出版社.

刘珮君，王怡宁，焦阳，等，2020. 双层探测器光谱 CT 单能级技术联合高浓度对比剂提高冠状动脉图像质量的可行性研究. 中华放射学杂志，54(6):514-520.

卢光明，2011. 临床 CT 鉴别诊断学. 南京：江苏科学技术出版社.

马伟，尹卫华，于易通，等，2019. 基于碘流率注射方案实现冠状动脉 CT 血管成像质量均一化的可行性研究. 中华放射学杂志，53(6):514-520.

任心爽，侯志辉，高扬，等，2019. 低碘浓度等渗对比剂联合低电压扫描在经导管主动脉瓣置换术前 CT 检查中的应用，中华放射学杂志，53(4):268-273.

孙明利，吕滨，吴润泽，等，2011. 双源 CT 前瞻性心电门控对较高心率患者冠状动脉成像的准确性研究. 中华放射学杂志，45(5):436-440.

唐春香，张龙江，韩宗宏，等，2015. 慢性血栓栓塞性肺动脉高压动物模型建立及其双能量 CT 表现. 中华放射学杂志，49(9):708-712.

杨尚文，邵明冉，杨献峰，等，2017. "三低"技术联合全模型迭代重建算法在头颈部 CT 血管成像中的可行性研究. 中华放射医学与防护杂志，37（1）:62-67.

余建明，李真林，2018. 医学影像技术学. 4 版. 北京：科学出版社.

张龙江，卢光明，2011. 血管成像静脉注射碘对比剂的原则和策略. 中华放射学杂志，45(6):597-600.

张龙江，卢光明，2012. 全身 CT 血管成像诊断学. 北京：人民军医出版社.

中华医学会放射学分会，2019. 头颈部 CT 血管成像扫描方案与注射方案专家共识. 中华放射学杂志，53(2):81-87.

中华医学会放射学分会质量控制与安全管理专业委员会，2021. 肾病患者静脉注射碘对比剂应用专家共识. 中华放射学杂志，55(6):580-590.

中华医学会放射学分会对比剂安全使用工作组，2013. 碘对比剂使用指南 (第 2 版). 中华放射学杂志，

47(10):869–872.

中华医学会放射学分会下肢动脉 CTA 扫描技术专家共识协作组，2019 . 下肢动脉 CT 血管成像扫描技术专家共识 . 中华放射学杂志 ,53(2):88–92.

中华医学会放射学心胸学组，2017. 心脏冠状动脉 CT 血管成像技术规范化应用中国指南 . 中华放射学杂志 ,51(10):732–743.

中华医学会影像技术分会 ,2021. 急性胸痛三联征多层螺旋 CT 检查技术专家共识 . 中华放射学杂志 ,55(1):12–18.

第二章

MR 成像原理及 MR 心血管成像技术

第一节 MR 基本成像原理、基本硬件及扫描序列

一、MR 基本成像原理

磁共振（MR）成像检查技术是在物理学领域发现磁共振现象的基础上，于 20 世纪 70 年代继 CT 之后，借助电子计算机技术和图像重建数学的进展与成果而发展起来的一种新型医学影像学检查技术。

磁共振成像（MRI）通过对静磁场中的人体施加某种特定频率的射频（RF）脉冲，使人体组织中的氢质子受到激励而产生磁共振现象，当终止射频脉冲后，质子在弛豫过程中感应出 MR 信号；经过对 MR 信号的接收、空间编码和图像重建等处理过程，即产生 MR 图像。人体内的氢核丰富，而且用它进行 MRI 的效果最好，因此目前 MRI 常规用氢核来成像。

二、MRI 基本硬件

MRI 系统通常由主磁体、梯度系统、射频系统、计算机系统及其他辅助设备五部分构成。

（一）主磁体

主磁体性能决定了磁共振系统的磁场强度、磁场均匀度、稳定性、磁体的长度和有效检查孔径。

（二）梯度系统

梯度系统是 MRI 系统中最重要的硬件之一，由梯度线圈、梯度放大器、数模转换器、梯度控制器、梯度冷却装置等构成。梯度系统的作用是产生线形变化的梯度磁场，主要性能指标包括梯度场强、梯度切换率和梯度线形。

（三）射频系统

射频系统由射频发生器、射频放大器和射频线圈等构成。影像学医师平时工作中主要接触的是射频线圈，在所有的射频线圈中，只有一个线圈安装在主磁体内，即体线圈（body coil），其主要承担发射线圈的任务，同时又可作为接收线圈，平时使用的线圈如心脏线圈、肩关节线圈等基本都为接收线圈，接收线圈离检查部位越近，所接收到的信号越强。

（四）计算机系统

计算机系统控制着整个 MRI 系统的射频脉冲激发、信号采集、数据运算和图像显示等功能，因此磁共振设备的发展与计算机科学的发展密不可分，随着压缩感知理论和人工智能理论的发展，现在 MRI 速度也有了大幅度的提高。

（五）其他辅助设备

其他辅助设备包括检查床及定位系统、液氦及冷却系统、空调、图像传输存储及胶片处理系统、生理监控仪器等。

三、MRI 基本扫描序列

MRI 中常用的脉冲序列有自旋回波序列（SE 序列）、快速自旋回波序列（FSE 序列）、梯度回波序列（GRE 序列）、反转恢复序列（IR 序列）、平面回波序列（EPI 序列）。

（一）自旋回波序列

自旋回波序列（spin echo sequence，SE 序列）是 MRI 的经典序列，其特点是在 90° 脉冲激发后，继而施加一次 180° 聚焦脉冲使质子相位重聚，产生自旋回波信号。通过调节 TR（重复时间）和 TE（回波时间）的长短可分别获得反映组织 T_1、T_2 及质子密度特性的 MR 图像。主要优点是图像质量高、用途广，缺点是扫描时间相对较长。

（二）快速自旋回波序列

快速自旋回波序列（fast spin echo sequence，FSE 序列）是在常规 SE 序列的基础上，为缩短扫描时间开发的序列，在一次 90° 脉冲激发后，利用多个 180° 聚焦脉冲采集多个自旋回波填充 K 空间的多条相位编码线，序列所需重复执行的 TR 次数明显较少，从而加快成像速度。

（三）梯度回波序列

梯度回波序列（gradient recalled echo sequence，GRE 序列）是目前临床上常用的一组磁共振脉冲序列，梯度回波是利用读出梯度场的切换产生的回波，由于这种回波的产生仅利用读出梯度场切换产生，因此被称为梯度回波。

（四）反转恢复序列

反转恢复序列（inversion recovery sequence，IR 序列）是指首先使用一次 180° 反转脉冲使全部质子的净磁矢量反转 180°，达到完全饱和；当质子的纵向磁化恢复一定时间后，施加一次 90° 脉冲使已恢复的纵向磁化翻转为横向磁化，之后再施加一次 180° 聚焦脉冲，采集一个自旋回波。但由于扫描时间较长，也开发出了快速反转恢复序列（fast inversion recovery sequence，FIR 序列），IR 序列是由一个 180° 反转预脉冲后随一个 SE 序列构成的，FIR 序列则是一个 180° 反转预脉冲后随一个 FSE 序列构成的。

（五）平面回波成像序列

平面回波成像序列（echo planar imaging sequence，EPI 序列）是在梯度回波的基础上发展而来的，在一次射频脉冲激发后，利用读出梯度场的连续正反向切换，每次切换产生一次梯度回波，因而将产生多个梯度回波组成的梯度回波链，并且可与所有常规成像序列进行组合，衍生出多种序列图像。

第二节　心脏及血管扫描序列、呼吸门控及心电门控技术

一、黑血序列

黑血序列主要通过流空效应或者施加双反转脉冲消除感兴趣区的血流信号，以突出显示

心肌及周围结构，常规 SE 及 TSE 序列利用血液流空效应和空间预饱和技术，可以达到血流抑制的效果，但这些序列对呼吸或者心跳的运动补偿不充分，血流不充分，容易产生伪影，已经被双反转序列替代。

二、亮血序列

亮血序列指在不使用对比剂的前提下实现血流的高信号对比，从而实现对心腔和血管腔的显示，可以单相位成像以显示形态，也可以电影成像方式显示心脏的运动功能。亮血序列主要是平衡稳态自由进动（balanced steady state free precession，BSSFP）序列。

三、心肌灌注序列

心肌灌注序列是利用顺磁性对比剂首次通过心肌血管导致的弛豫增强效应形成的信号变化判断心肌的血流灌注状态。灌注是毛细血管床水平微观运动过程，反映毛细血管床的血流状况，如心肌梗死区域心肌已死亡，则无灌注。

四、T_2 mapping/T_1 mapping

（一）T_2 mapping 技术

T_2 mapping 技术是测量组织的 T_2 值的一种磁共振定量技术。在同一个 TR（重复时间，一个射频脉冲起始至发射下一个射频脉冲的间隔时间）内，采集 2 个以上回波，得到 2 个以上的对比度图像，则可以通过解方程组算出 T_2 值。一般采用多回波的 SE/TSE 序列或者 GRASE 序列来得到 T_2 mapping 图像。心脏 T_2 mapping 技术在临床中应用得非常多，一般通过测量心肌的 T_2 值来反映病变，在心肌水肿或者心肌炎症时，心肌组织的 T_2 值可能增大。

（二）T_1 mapping 技术

T_1 mapping 技术是测量组织的 T_1 值的一种磁共振定量技术。通过计算出采集范围内每个体素的 T_1 值，把这些值赋予每个体素，形成定量 T_1 mapping 图。目前大部分医院采用改良的 look-looker 序列（modified look-locker inversion recovery，MDLLI）序列做心脏的 T_1 mapping。在心脏 T_1 mapping 扫描中，一般会在打药前进行 T_1 mapping 的扫描（native T_1），打药后再进行一次 T_1 mapping，这个时候得到的 T_1 值称为增强 T_1。磁共振常规使用对比剂会缩短组织的 T_1 时间，所以打药前后测的 T_1 值是完全不同的，再通过一些公式，可以得到细胞外容积（ECV）反映了未被心肌细胞占据的心肌组织分数。

五、呼吸门控及心电门控技术

（一）呼吸运动的控制和补偿

心脏位于膈肌上方，随呼吸而上下运动，进行心脏成像不仅需要控制心脏自身的运动，还需要控制呼吸运动，目前控制呼吸运动的扫描方式有 2 种：屏气扫描和呼吸导航回波触发。

（二）心电门控技术

心脏的显著特征是周期性运动，这种运动的周期性体现为心电活动的节律性，成像过程中心脏运动主要通过心电门控实现同步控制。在常规心脏 MRI 中，大多数形态和功能成像采用与患者心电图（ECG）波形同步的分段数据采集方法。将数据采集与患者的 ECG 波形同步的过程称为心电门控。

在某些情况下，如心率不规则、心率过快，使用 ECG 波形进行心电门控采集无法进行，这时可使用外周指脉波形替代 ECG。

第三节　心脏及血管成像方法

一、心脏成像方法

（一）前期准备

对于心脏磁共振扫描，从前期的准备开始，每一步都很重要，检查前最好更换一件可解开的上衣，这样检查时方便贴电极片，如贴电极位置体毛过长，建议剃除，以免影响电极信号。贴电极的方式很多，如采用一种贴电板方式时心电波形不理想，建议重贴或更换贴电极片方式，尽最大可能保证心电门控成功，常用的几种心电电极粘贴方式如图 2-1 所示。

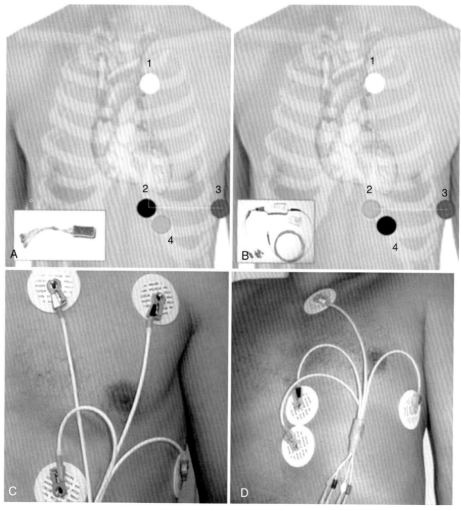

图 2-1　心电电极粘贴方式

在贴好电极后，注意将 ECG 连线理顺，确认电极接头连接不易受呼吸运动影响脱落，并与患者沟通，使其注意配合呼吸指令，告知大概检查时间，不要急躁、紧张。

（二）定位方法

心脏磁共振的定位方法比较复杂，随着计算机技术的发展，目前已有扫描 3D 定位像，其可根据定位像信息自动定位，相对简单，节省时间；也可使用交互动态定位的方式动态定位。互动扫描是由于解剖结构复杂等原因（心脏、胰腺或腮腺等）而难以计划时使用的扫描方式。它可以用于跟踪空间和时间的变化。互动扫描表示可以在扫描过程中更改特定扫描参数（几何定位和几个对比参数）并可看到实时效果，对于难以看清的解剖部位，这样就可以快速找到最佳层平面，快速定好所需定位的不同方位，节约定位所占时间。心脏动态定位步骤如图 2-2 所示。

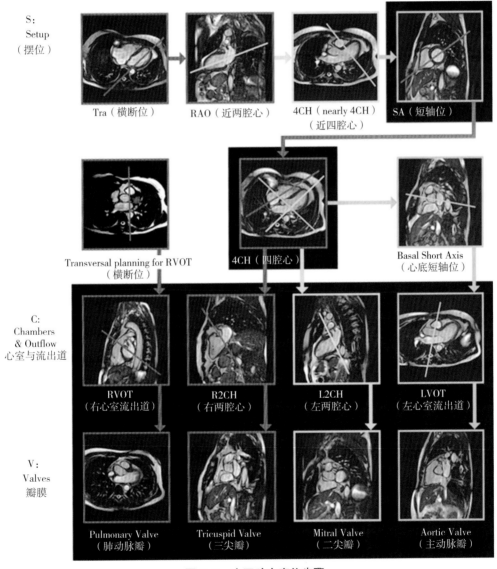

图 2-2　交互动态定位步骤

在此以手动逐步定位的方式简单介绍心脏的定位步骤。

（1）常规扫描一个 T_1 或 T_2 的心脏横轴位图像，用于观察患者的心脏大体解剖形态（图 2-3）。

（2）在扫描出的横轴位图像中，定位线通过二尖瓣和左心室心尖，扫描近两腔（Nearly-2CH，N-2CH）图像（图 2-4）。

（3）在扫描出的 N-2CH 的图像中，定位线通过二尖瓣和左心室心尖，扫描近四腔（N-4CH）图像（图 2-5）。

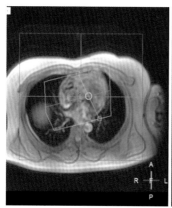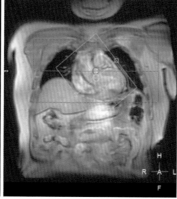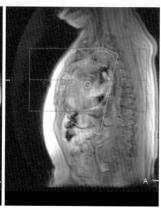

图 2-3　心脏横轴定位图

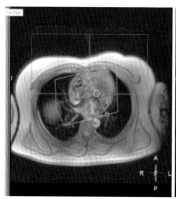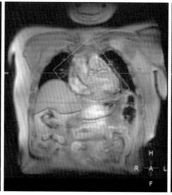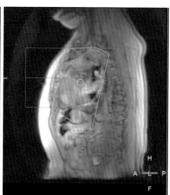

图 2-4　N-2CH 定位方式

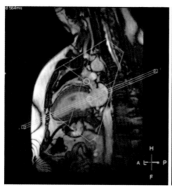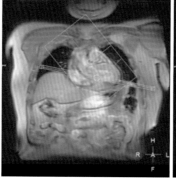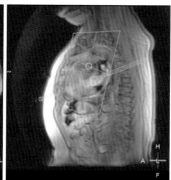

图 2-5　N-4CH 定位方式

（4）在扫描出的 N-2CH 和 N-4CH 图像中，垂直左室长轴，扫描出多层近短轴（N-SA）图像，扫描范围包全主动脉窦及右心室（图 2-6）。

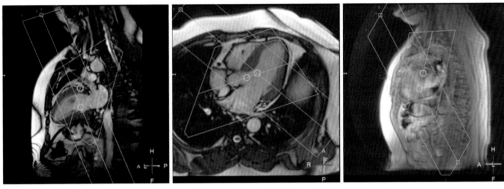

图 2-6　N-SA 定位方式

（5）在扫描出的 N-2CH、N-4CH 及 N-SA 的基础上定位所需扫描的亮血序列、黑血序列、mapping 图及电影序列。

1）左两腔（L-2CH）：N-4CH 图上定位线通过二尖瓣及左心室心尖，N-SA 图上平行上下前后室间沟连线（图 2-7）。

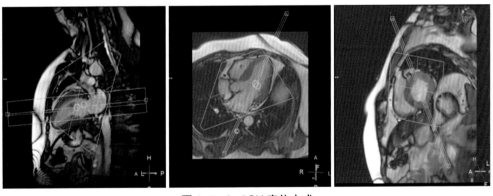

图 2-7　L-2CH 定位方式

2）右两腔（R-2CH）：N-4CH 图上定位线通过三尖瓣及右心室心尖，N-SA 图上平行上下前后室间沟连线（图 2-8）。

（6）四腔（4CH）：L-2CH 图上定位线通过二尖瓣与左心室心尖连线，N-SA 图上尽量通过左心室中心及右心室最宽处，在主动脉窦层面尽量避开主动脉窦，这样可以较好地显示左心房、左心室、右心房、右心室、房间隔、室间隔及二尖瓣、三尖瓣（图 2-9）。

（7）短轴（SA）：在扫描出的 L-2CH 图及 4CH 图中垂直左心室长轴方向定位短轴，扫描范围为左心室心尖到二尖瓣（图 2-10）。

（8）左心室流入流出道定位（3CH）：4CH 图上通过二尖瓣与心尖连线，N-SA 图上通过左心室中心与主动脉窦的连线（图 2-11）。

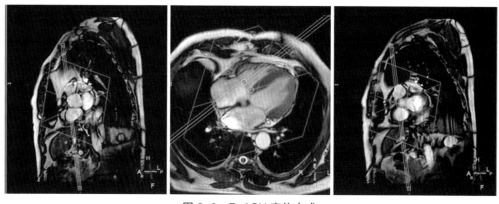

图 2-8　R-2CH 定位方式

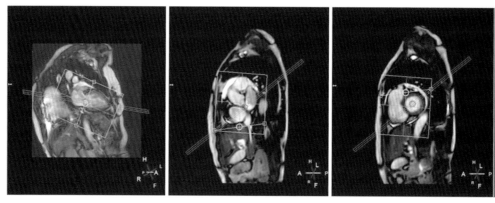

图 2-9　4CH 定位方式

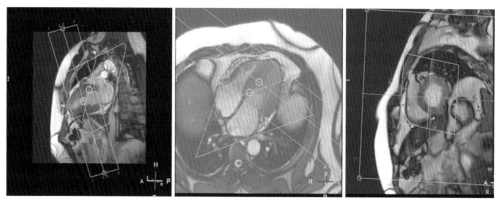

图 2-10　SA 定位方式

　　以上为常规的扫描定位层面要求，另外还有主动脉瓣、肺动脉瓣、二尖瓣、三尖瓣横断位定位及主动脉、肺动脉成像的定位方法，可参考交互动态定位方法图中的介绍。

　　（三）扫描序列

　　1.平衡稳态梯度回波电影序列　该方法是评估心脏结构和功能最常用的序列，使用了较短的 TR 值和 TE 值，每张图像代表心动周期的特定时间点和时相，心动时相数越多，电影序列的时间分辨率越高，多数情况下，电影序列重建 25 个时相。

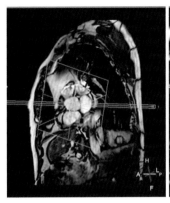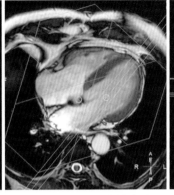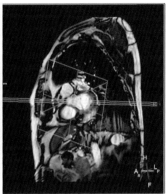

图 2-11　3CH 定位方式

2. T_2 mapping、T_1 mapping、T_2^* mapping　T_2 mapping 和 T_1 mapping 前面已经介绍过。T_2^* mapping 是一种较新的 MR 定量技术，采用多回波的梯度回波序列在单个层面生成多个回波图像，并使用单指数或双指数衰减方程将信号强度拟合到相应的回波时间图像中，形成 T_2^* 对比图像。T_2^* mapping 有三维采集、高信噪比、高空间分辨率且快速成像的优点，并且 T_2^* 值能够反映局部磁场的不均匀性，因此比 T_2 mapping 的敏感度更高。T_2^* mapping 技术是一种基于梯度回波的弛豫恢复序列，能够反映组织对磁敏感的变化。对组织铁的量化依赖于从序列中测量的 T_2^* 值，从而间接反映组织含铁浓度。

3. 心肌灌注成像序列　使用 T_1 TFE 快速成像序列，连续扫描多个（60 个）动态，每个动态代表一个单独的时间点，每个动态扫描 3 ～ 4 层图像（可以不是同一方位，如 3 层短轴一层 4 腔），覆盖大部分心室。对比剂剂量为 0.05mmol/kg 体重，注射速度 4ml/s，常规第 5 个动态开始注射对比剂。

4. 反转恢复序列　黑血图像、压脂图像、心肌延迟成像。

心肌延迟成像：受损的细胞吸收对比剂，而对比剂停留在健康心肌细胞外。与只在细胞外的对比剂流出释放过程比较，受损细胞的对比剂的流出释放过程要慢很多。为使受损心肌对比加强，可在灌注扫描后第 2 次注射对比剂，稍后（约 10min），存活心肌的对比剂浓度就会比受损心肌的低很多。因此，T_1 弛豫率以不同的速率释出。然后应用一次翻转脉冲，并选择翻转时间，这样可使正常心肌显示为黑色，使正常心肌（黑色）与受损心肌（白色）之间的对比度最大化。

二、颅内动脉磁共振血管造影（MRA）成像方法

定位方法：一般以大脑 Willis 环为中心，下方包全颈内动脉颅内段，上方包全大脑中动脉主要分支（图 2-12）。

颅内动脉 MRA 基本采用时间飞跃法（time of flight，TOF），技术基础是流入增强效应，即静止的质子被饱和，流入层面的未饱和质子产生高信号，可使流体与静止组织之间的对比度增加。一般选择最短 TR 与较大的脉冲偏转角（30° ～ 60°）使静止组织充分饱和，抑制背景信号，选择最短 TE 减少复杂血流引起的去相位信号丢失，或者采用流动补偿减少失相位效应。

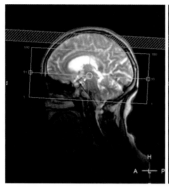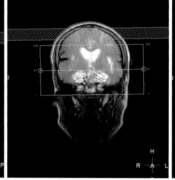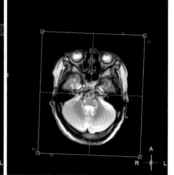

图 2-12 头颅 MRA 定位方式

黑血 MRA 主要基于流空效应，血流呈现低信号，也可选择空间预饱和脉冲使血流呈低信号，或选择反转脉冲或失相位梯度使血流呈低信号。空间预饱和脉冲法 MRA 是在成像容积外和射频脉冲前施加饱和带，再在血液流入成像容积后施加射频脉冲。已饱和的质子不再接受新的激励，因此血流无信号。在 MRI 图像上，血流呈黑色。

也可采用相位对比血管成像（phase contrast MRA，PC-MRA），利用流动所致的宏观横向磁化矢量 M_{xy} 的相位变化来抑制背景、突出血管信号的一种方法，采用双极梯度对流动进行编码，根据血流组织与静态组织之间产生的 M_{xy}（横向磁化矢量）的相位差成像。技术关键是：①施加的两个梯度场，大小和持续时间完全相同，但方向相反；②相位变化与流速成正比，相位对比血管成像对比度取决于血液的流速和序列设置的流速编码，所以利用这种特性进行一些慢血流的血管成像比较理想，一般头颅 MRV 常用。

对比增强 MRA（contrast-enhanced MRA，CE-MRA），是基于使用对比剂的短 T_1 特性，缩短血液 T_1 时间，利用超快速且权重很重的 T_1WI 序列来采集 T_1 弛豫差别。用于 CE-MRA 的多为三维扰相 GRE T_1WI 系列，一般选用很短 TR 和相对较大的激发角（35°～40°），即达到权重很重的 T_1WI，因此血液注入对比剂后 T_1 值很短（约 100ms），可产生较高信号，而其他组织信号因饱和效应而明显衰减。另外，还可选用较短 TE，减少 T_2^* 效应对图像的影响，并可减少流动相关失相位。

对比剂以团注形式注入，一定要使用高压注射器。在团注到达感兴趣区时将会开始 CE-MRA 扫描。

三、颅内静脉 MRV 成像方法

定位方法：需从颅底到颅顶，扫描全部颅内静脉血管（图 2-13）。

颅内静脉 MRV 的成像一般采用相位对比血管成像（PCA）的方式，具体参数介绍前面已经讲过，一般将流速编码设置为小于 15cm/s。

四、颈部动脉（包括颈动脉斑块）MRA 成像方法

颈部动脉 MRA 成像方法：与头颅 MRA 一样可采用多种方式，可采用 TOF-MRA、PC-MRA 和 CE-MRA。

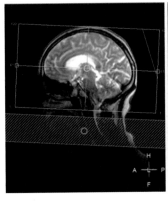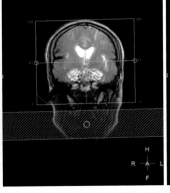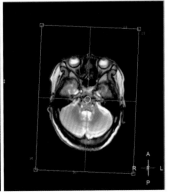

图 2-13　头颅 MRV 定位方式

平扫法 TOF-MRA 及 PC-MRA 与头颅 MRA 类似，扫描野加长，从颈内动脉起始端，到颅内 Willis 环，需要进行多段扫描，进行拼接。

CE-MRA 分为两种扫描方式。① 4D CE-MRA 扫描：相对简单，多动态连续扫描，每个动态不到 10s，第二个动态后注射对比剂。扫描后，选择动脉显示较好的动态进行减影，重建出颈部动脉 MRA。② 3D CE-MRA 扫描：对对比剂注射后开始扫描动脉相位的时间要求高，常规采用团注跟踪的方法触发扫描，定位好后，先扫描预备相位，然后开始 2D 实时重建扫描的团注跟踪序列，在对比剂到达颈总动脉分叉处开始触发扫描动脉相位，对得到的图像进行减影重建出颈部动脉 MRA。

五、冠状动脉 MRA 成像方法

平衡式稳态自由进动序列（balance turbo field echo，B-TFE）是最常用的方法。因为该方法使用非常短的 TR，所以很迅速，并且具有很强的血流信号。其他方法有 TFE 和黑血快速自旋回波（turbo spin echo，TSE）。使用屏气可减少呼吸运动，但是总的屏气时间不足以获得良好的图像质量。屏气方法的另一个问题是在屏气过程中常会出现不必要的膈肌运动。获得高分辨率图像的最佳方法是使用导航来修正所有呼吸运动。导航可以修正毫米级运动，从而使扫描时间更长，采集的数据更多，空间分辨率更高。利用 SENSE（sensitivity encoding，敏感性编码）B-TFE 加速图像采集，使用导航进行呼吸门控和运动跟踪，将导航放在右半膈肌位置上，使用触发延迟设置舒张中期。

如图 2-14 所示，扫描多期相的四腔图像，从图中找到舒张期开始的时刻。这应是冠状动脉扫描的触发延迟，找到右侧冠状脉在收缩初期再次开始运动的精确时刻，此时刻和先前提到的触发延迟之间的差值即为采集持续时间，将这两个时间设置为冠脉序列的触发延迟时间和采集持续时间。

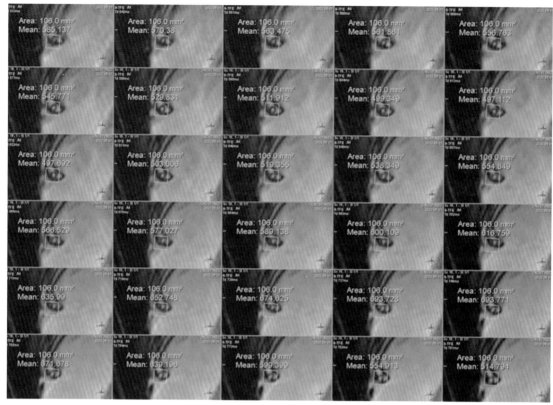

图 2-14　冠状动脉 MRA 期相选择图

六、主动脉 MRA 成像方法

平扫 MRA，可采用心脏亮血电影序列，通过升主动脉及降主动脉的连线，扫描多相位的动态主动脉电影图像。

也可采用 REACT（非打药非触发弛豫增强血管成像）同时显示动静脉图像，主要在 3D mDIXON TFE 序列基础上进行优化和修改，增加一个反转脉冲 IR，将背景组织抑制彻底。

增加一个 T_2 准备脉冲，进一步抑制短 T_2 的组织，增加了动脉和静脉的显示，动脉信号更高，静脉信号相对高。

CE-MRA 与颈部 3D CE-MRA 相似，注射对比剂后团注跟踪，当对比剂到达左心室后，触发扫描动脉相位，对得到的图像进行减影，重建出主动脉 MRA。

七、下肢动脉 MRA 成像方法

平扫法可采用结合心电触发的快速自旋回波序列，扫描进行血管成像，形成 TRANCE 序列（trigger angiography non-contrast enhanced，TRANCE）：在心脏的不同时期，动脉和静脉的流速是不同的，其中在收缩期动脉流速快，舒张期流速慢，而静脉在不同心动时期流速变化不大。收缩期采集信号，由于动脉流速快，流空效应明显，不产生信号；舒张期采集信号，由于动脉流速变慢，流空效应不明显，会产生信号，动脉成像 $A=S_{舒张期}-S_{收缩期}$；静脉成像 $V=S_{收缩期}$。

CE-MRA 与颈部 3D CE-MRA 相似,由于扫描范围较大,需进行多段扫描,后期拼接。注射对比剂后团注跟踪,当对比剂到达下腔动脉分支后,触发扫描动脉相位,对得到的图像进行减影重建出下肢动脉 MRA。

八、腹部动脉 MRA 成像方法

CE-MRA 与主动脉 3D CE-MRA 相似,注射对比剂后团注跟踪,当对比剂到达降主动脉后,触发扫描动脉相位,对得到的图像进行减影重建出腹主动脉 MRA。

九、肺动脉 MRA 成像方法

CE-MRA 与颈部 3D CE-MRA 相似,注射对比剂后团注跟踪,当对比剂到达右心室后,触发扫描动脉相位,对得到的图像进行减影重建出肺动脉 MRA。

第四节 磁共振对比剂的种类、安全性、副作用预防与治疗

一、磁共振对比剂的种类

在现代医学检查中,为了提高组织的对比度,可以采用特定的方法将某种物质引入人体,使组织之间出现人工对比而显影,不同的对比剂通过不同的机制影响组织的对比度,MRI 时组织的特性参数主要为弛豫时间,因此磁共振对比剂大多数能改变质子的弛豫时间,按作用机制可分为纵向弛豫(T_1)增强对比剂和横向弛豫(T_2)增强对比剂两大类,按其对信号强度的影响(增强或减弱)可分为阳性对比剂和阴性对比剂。按不同的磁特性,MRI 对比剂可分为顺磁性、超顺磁性、铁磁性及逆磁性 4 种对比剂,目前大部分对比剂为顺磁性或超顺磁性,其中顺磁性对比剂 Gd-DTPA 钆喷酸葡胺注射液,为临床上应用最广泛的 MRI 对比剂。

二、磁共振对比剂安全性、副作用预防与治疗

目前应用最广泛的顺磁性对比剂为钆对比剂,以 Gd-DTPA 为代表。钆螯合物是最早研制出的顺磁性磁共振对比剂,目前广泛应用于临床工作。Gd-DTPA 的药物动力学与水溶性碘对比剂相似,具有高度水溶性,与蛋白质的亲和力较小,在细胞内的穿透性低,几乎全部分布于细胞外间隙,由肾小球滤过,经尿路排泄。副作用少,安全度高。

钆对比剂以轻度副作用常见,很少发生严重反应,较为常见的副作用如恶心、呕吐、头痛、头晕、心律失常、潮红、荨麻疹等。2006 年,首次有人将肾源性系统性纤维化(NSF)与肾病或钆对比剂暴露联系起来,因此钆对比剂暴露成为前瞻性识别肾功能受损患者的必要条件。

关于 Gd-DTPA 副作用的发生机制,与水溶性碘对比剂的副作用机制一样,仍不清楚。关于钆对比剂副作用的预防和处理,主要是密切观察造影后患者,尤其应注意有碘对比剂过敏史的患者,有局部发热、疼痛及轻微头痛的患者休息后可自行缓解,无须处理,多数钆对比剂不良反应的患者服用抗过敏药物和对症处理后即可恢复正常。

参考文献

陈峥杰，钟儒婷，周围，等，2020.应用相位对比磁共振血管成像探讨青中年血管性头痛患者的脑血流动力学表现.临床放射学杂志，（5）：890-894.

成程，邓宇，2022.肺高压的肺血管磁共振成像技术进展.临床放射学杂志，（11）:2138-2141.

胡卫东，范义，王秀荣，等，2006.动态增强磁共振血管造影在胸腹部大血管中的应用.现代医用影像学，（6）：251-253.

李小虎，2022.心脏磁共振指南.北京：中国科学技术出版社.

李月卿，2010.医学影像成像理论.北京：人民卫生出版社.

汤光宇，李懋，2023.磁共振成像技术与应用.上海：上海科学技术出版社.

徐磊，2022.心血管磁共振教程.北京：中国科学技术出版社.

杨正汉，冯逢，王霄英，2011.磁共振成像技术指南.2版.北京：中国协和医科大学出版社.

余建明，李真林，2018.医学影像技术学.4版.北京：科学出版社.

张煜堃，常佩佩，刘娜，等，2022.头颈部血管磁共振 SNAP 技术的应用与进展.磁共振成像杂志，（5）：144-147.

第三章

心脏影像解剖

第一节　心脏及大血管的解剖学概述

心脏位于前中纵隔内并紧贴胸骨后方，表面由心包所包绕。心包通常由心包脏层和心包壁层所构成，二者之间通常有少许液体，使得心脏可以在心包内自如地舒缩。通常情况下，心尖指向左下方，但也可以存在变异的情况。在瘦长体型人群中，心脏多呈垂直位，而对于矮胖体型人群来说，心脏多呈横位。与此同时，心脏的形态还受邻近结构及自身腔室形态的影响。

左心室的作用是在高压下将血液泵入主动脉内，因此左心室是心脏结构中肌肉最为发达的部分。在横断面上，左心室多呈圆形，前后径约 45mm。一个正常的成年人，左心室壁在舒张期厚度约为 1cm。左心室充盈时，血液通过二尖瓣进入左心室，二尖瓣位于左心房与左心室之间，具有两个瓣叶，即前叶和后叶。二尖瓣的瓣叶通过腱索与左心室游离壁上的乳头肌相连。血液由左心室进入主动脉时需经过主动脉瓣，主动脉瓣环的前半部分与室间隔相连。

右心室前后径约 35mm，其壁较左心室稍薄，舒张期 4～5mm。左右心室之间的分界为室间隔，左心室内部压力稍高，所以室间隔通常偏向右侧。右心室多呈长菱形，室间壁有许多纵行交错的肌性隆起，称为肉柱，右心室的乳头肌较左心室的乳头肌稍小，分为前、后、隔三群，均发出腱索与三尖瓣相连。三尖瓣具有 3 个瓣叶，包括前叶、后叶及隔叶。右心室流出道，又称为动脉圆锥，借助肺动脉口与肺动脉相连，肺动脉口周边有 3 个彼此相连的半月形纤维环，即肺动脉环，环上附有 3 个半月形的肺动脉瓣，它们共同保证血流的单向流动，其中任何一个部分结构异常都将会导致血流动力学发生改变。

右心房多为三角形，其右心耳基底部分较宽，并有肌小梁形成，延伸至心房游离壁。上腔静脉口位于右心耳的后方，上腔静脉通常直接汇入右心房；下腔静脉口位于腔静脉窦的下部，其前缘为下腔静脉瓣，下腔静脉通常在心包内经过短暂走行后再汇入右心房内。右心房的内侧壁后部主要由房间隔构成。房间隔右侧面中下部有一个卵圆形凹陷——卵圆孔，是胚胎时期卵圆孔闭合后遗留下的痕迹，此处较为薄弱，是房间隔缺损的好发部位。房间隔下方靠近三尖瓣处可见冠状窦口，窦口后缘可有冠状窦瓣。

左心房的内壁光整，其左心耳部分形态较窄，似手指状指向前方，左心耳内有肌小梁形成。肺静脉口位于左心房后方，通常有 4 个开口。在横断位图像上，左心房位置通常高于右心房。

主动脉起始部也存在防止血液反流的瓣膜结构，即主动脉瓣，一般为三瓣，均呈半月形，每个瓣膜相对应的主动脉壁向外膨出，从而形成主动脉窦。主动脉窦继续向上延伸为升主动脉，通常情况下，升主动脉离开心脏后首先朝前右侧走行，同时紧贴胸骨后面靠近中线右侧向上延伸，然后移行为主动脉弓。此时主动脉的走行方向转向左后方，最后形成降主动脉。主动脉弓通常发出 3 条分支，从右向左依次为无名动脉、左颈总动脉、左锁骨下动脉。无名动脉上行时可继续分为右锁骨下动脉及右颈总动脉。双侧锁骨下动脉可发出椎动脉分支，但存在一定比例的变异情况，左椎动脉直接起自主动脉。还可存在无名动脉与右颈总动脉起始于同一起点的情况。此外，尚有少数情况为无名动脉只发出右颈总动脉分支，而右锁骨下动脉作为主动脉弓的最后一条分支走行于食管后方。在少部分人群中，存在右位主动脉的情况，主动脉不再跨越左主支气管而跨越右主支气管。在这种情况下，主动脉弓的分支可呈镜像改变，即发出左无名动脉、右颈总动脉及右锁骨下动脉；或者主动脉弓发出双侧颈总动脉及双侧锁骨下动脉。后一种分支情况常见于孤立性右位主动脉弓，而前者常与发绀型先天性心脏病相关。

肺动脉干起自右心室，于升主动脉前方向左后上方斜行，在主动脉弓下方分为左右两支。右肺动脉较左侧粗长，走行于升主动脉后方，穿过横膈膜到达右肺门，继续分成三支。左肺动脉呈弓状跨越左主支气管上方，右肺动脉走行于右主支气管前方，因此在横断位图像上，左肺动脉常出现在比右肺动脉稍高一点的层面上。

第二节　心脏 CT 解剖

随着影像学检查技术的发展，近几年 CT 检查在提高检查速度及缩短成像时间方面有了很大的进步和飞跃，特别是双源 CT 的使用，使得对冠状动脉进行 CT 检查成为可能。通过结合对比剂显影情况，判断分析心脏的正常解剖、病变情况已经成为日常心脏检查工作中不可或缺的任务。本节将围绕心脏正常轴位 CT 表现展开阐述。

一、心脏 CT 轴位解剖

（一）主动脉根部层面

在此层面内可见主动脉窦，其分出冠状动脉主干，在通常情况下左冠状动脉主干的位置较右冠状动脉干稍高一些，前者向下将分为左前降支及回旋支，后者将继续走行于前室间沟内。主动脉窦前方为右心室或右心室流出道，后方为左心房，右侧为右心房（图 3-1）。在此层面内有时还可见到两侧上肺静脉回流入左心房内。并可见下腔静脉回流至右心房。对比剂主要凝聚在血液中，因此肌肉成分呈现为相对低密度。血管肌肉间隙中的脂肪成分呈现更低密度影。

（二）左心室流出道层面

此层面内左心房位于左后侧，左心室位于左前侧，右心房位于右后侧，右心室位于右前侧，这些结构与左心室流出道一起构成了"五腔心"结构（图 3-2）。有时在此层面可见主动脉瓣的情况。左冠状动脉已分为左前降支及回旋支，并各自走行于相应的供血区域内，部分正常人于二者之间可出现第三对角支。左右心房室分别由房间隔及室间隔分开。此外，此层面还可观察二尖瓣的情况。

（三）左心室体部层面

左心室体部层面指由左心房、左心室、右心房及右心室构成的四心腔层面（图3-3）。在平扫情况下，有时区分各个心腔存在一定的困难。注入对比剂后，瓣膜呈现低密度，可以清楚辨别各个心腔的位置及内部结构。在此层面，可以较好地观察房室间隔的厚度，左心室为主要承担前负荷的心脏腔室，因此可见左心室室壁厚度远远超过其他3个心腔。

（四）左心室近膈面层面

在此层面较靠近心脏与膈肌交界的区域，能较为清晰地显示左心室及右心室的情况，除可继续观察心肌情况外，还可观察到左心室内乳头肌的情况，一般情况下左心室内乳头肌分

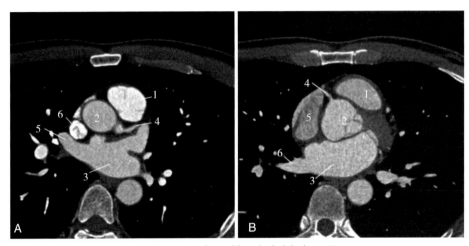

图 3-1 心脏 CT 轴位主动脉根部层面

A. 1. 右心室流出道；2. 升主动脉；3. 左心房；4. 左冠状动脉干；5. 右上肺静脉；6. 上腔静脉；B. 1. 右心室；2. 升主动；3. 左心房；4. 右冠状动脉干；5. 右心房；6. 右上肺静脉

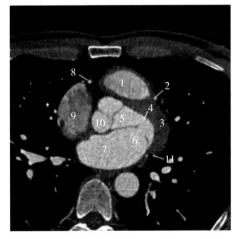

图 3-2 心脏 CT 轴位左心室流出道层面

1. 右心室；2. 前降支；3. 左心室壁；4. 左心室；5. 左心室流出道；6. 二尖瓣；7. 左心房；8. 右冠状动脉；9. 右心房；10. 主动脉窦；11. 回旋支

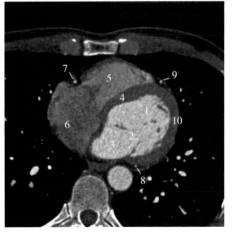

图 3-3 心脏 CT 轴位左心室体部层面

1. 左心室；2. 二尖瓣；3. 左心房；4. 室间隔；5. 右心室；6. 右心房；7. 右冠状动脉；8. 回旋支；9. 前降支；10. 左心室壁

为前后两组，分别与相应的二尖瓣瓣膜相连（图3-4）。在此层面中，心脏前后紧邻纵隔心隔角及食管前间隙。最后肝脏右叶顶部逐渐出现。

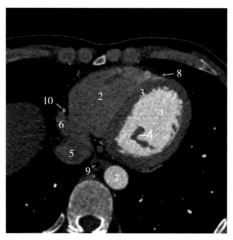

图3-4　心脏CT轴位左心室近膈面层面

1. 左心室；2. 右心室；3. 室间隔；4. 乳头肌；5. 下腔静脉；6. 冠状静脉窦；7. 降主动脉；8. 前降支；9. 食管；10. 右冠状动脉

二、心包

CT检查时几乎各层均可以显示心包的形态，见于不同的层面和部位。心包分为两层——心包脏层和心包壁层，通常在CT检查中显示的是心包壁层。心包壁层如同一个纤维囊，可将心脏稳定地附着在大血管上。心包脏层与心包壁层之间形成一个潜在的腔隙，即心包腔，通常情况下，心包腔内存在少量的由心包脏层分泌产生的液体。在一般情况下，CT图像上显示的心包为一层薄薄的软组织密度影，并且包裹着冠状动脉、静脉、自主神经、淋巴结构及脂肪成分。在一些邻近大血管的区域，心包脏层及心包壁层出现相互移行、反折，可以形成一些较大的心包腔隙，呈管道状的称为心包窦，形态稍不规则者则称为心包隐窝，如心包上隐窝、横窦及斜窦等。通常，在影像学检查中，最为常见的两个心包窦分别为横窦和斜窦，前者位于主动脉后方，心房及上腔静脉根部的前方，分别由升主动脉隐窝，降主动脉隐窝，左、右肺动脉隐窝构成；而斜窦位于左心房的后方。生理状态下，这些心包窦或心包隐窝内可以存在少量的液体。因此，在日常阅片工作中，需要将其与支气管囊肿、胸腔、食管等某些病变或相邻结构进行鉴别。此外，对于邻近心包边缘者，尚需与心包局限性的积液进行鉴别。

第三节　心脏磁共振解剖

磁共振技术能够通过提供高空间、高时间及高对比分辨率的图像数据来观察心脏、大血管的解剖形态、局部组织特性、血管内的血流、各心腔的充盈排空情况、局部心肌动力及心肌灌注情况等。通过提供多种序列的心脏及大血管的扫描图像，使得某些特定的临床难题得以解决，同时为系统分析心脏结构和生理功能提供了客观的依据，因此在一定程度上心脏的 MRI 较 CT 更具有优势及临床实用价值。然而，辨识非典型及典型的异常改变，应基于对正常结构的理解和认识。本节将详尽讲述心脏及大血管等主要结构的正常影像学表现。与在解剖实验室和手术间不同，通常在影像上所见多数为断层图像，以此来辨识正常的结构及异常的改变。

一、心脏 MRI 黑血序列轴位、冠状位、矢状位正常解剖

黑血序列是心脏检查最为常用的检查序列，分为轴位、矢状位及冠状位检查，连续地观察心脏解剖形态、病变位置以及毗邻关系。其中，轴位为最基本的检查层面。由于利用了血液信号流空技术，在图像上心腔及血管呈现为低信号。

（一）正常心脏磁共振轴位扫描

1. 开始层面（图 3-5A） 通常起自胸廓入口处，可见主动脉弓上方，刚好发出 3 条分支，从右向左依次为无名动脉、左颈总动脉、左锁骨下动脉。主气管内由于含有气体，缺乏氢质子，因此也呈现明显低信号，位于 3 条分支的右后方，并向下走行。

2. 主动脉弓层面（图 3-5B） 可以清晰地显示主动脉弓的形态，正常情况下由右前向左后走行，其前方稍宽于后方，呈类似"腊肠样"结构，周围脂肪组织内的明显高信号呈现明显的对比，在此层面可以测量主动脉弓宽度。

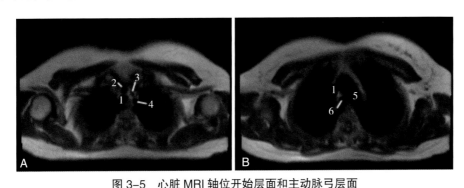

图 3-5 心脏 MRI 轴位开始层面和主动脉弓层面
A. 开始层面；B. 主动脉弓层面
A、B：1. 主气管；2. 无名动脉；3. 左颈总动脉；4. 左锁骨下动脉；5. 主动脉弓；6. 食管

3. 主动脉弓下方层面（图 3-6） 主动脉分为升主动脉、降主动脉，一般情况下升主动脉较降主动脉略宽，降主动脉延续于主动脉弓，沿后纵隔左后方向下走行成为胸主动脉。主动脉下方可见肺动脉向后上方走行并发出左、右两支，即左肺动脉及右肺动脉，左肺动脉主干位置略高于右侧。主气管也分别向两侧分为左主支气管及右主支气管。上腔静脉断面位于升主动脉及左主支气管之间。

4. 左心房层面（图 3-7） 左心房位于主动脉根部及右心房的后方，降主动脉的前方。正常左心房前后径 35 ~ 45mm。其他心腔在此层面刚刚显露或即将出现。

5. 四腔心层面（图 3-8） 心脏四个腔室同时出现在此层面内，房室间隔将心脏分为左右心，可见左心房室壁肌肉明显厚于右心房。右心室位于心脏的最前面。

6. 左心室近膈面层面（图 3-9） 靠近心脏与膈肌交界的区域，可以延续观察心脏房室壁心肌的情况，特别是心尖部肌肉的形态及厚度。下腔静脉出现在此层面内，胸主动脉即将

穿过膈肌，延续为腹主动脉。部分肝脏出现于此层面。

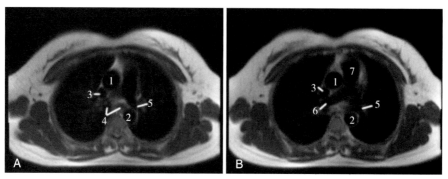

图 3-6　心脏 MRI 轴位主动脉弓下方层面

A、B：1. 升主动脉；2. 降主动脉；3. 上腔静脉；4. 左、右主支气管；5. 右肺动脉主干；6. 左肺动脉主干；7. 肺动脉主干

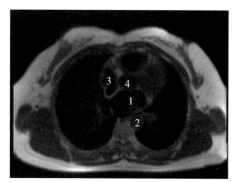 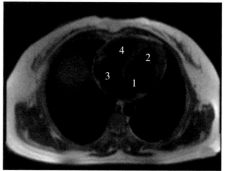

图 3-7　心脏 MRI 轴位左心房层面

1. 左心房；2. 降主动脉；3. 右心房；4. 主动脉根部

图 3-8　心脏 MRI 轴位四腔心层面

1. 左心房；2. 左心室；3. 右心房；4. 右心室

（二）正常心脏磁共振冠状位扫描

心脏的冠状位图像可以较好地显示左心室腔、左心室流出道、主动脉窦及升主动脉的形态、走行等，同时可以显示出左心房、右心房后部的上腔静脉入口处的结构形态。

1. **左心尖层面**（图 3-10）　可以良好地观察左心室心尖、左心室游离壁及左心室前部的形态及厚度，亦可以观察右心室部分室壁的情况。前文已有叙述，左心室承受的压力明显高于其他心脏腔室，因此左心室是心脏结构中肌肉最为发达的部分，因此其室壁的厚度明显高于其他心腔。

2. **主动脉根部层面**（图 3-11）　左心室流出道移行为主动脉根部，继而先向右上方走行成为升主动脉，其左侧为肺动脉主干断面。

3. **主动脉弓中部层面**（图 3-12）　此层面位于主动脉弓中间部，可以观察主动脉弓由右前方向左后方延伸的情况。肺动脉位于主动脉弓的左下方。同时上腔静脉回流至右心房。左心室依旧位于心脏的左下部。在此层面，上腔静脉、右心房构成了心脏的右缘，而心脏的左缘则由左心室、主动脉弓及肺动脉干构成。

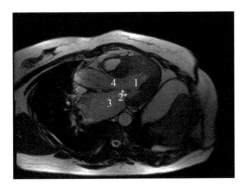

图 3-9 心脏 MRI 轴位左心室近膈面层面
1. 下腔静脉；2. 胸主动脉；3. 左心室；4. 右心室

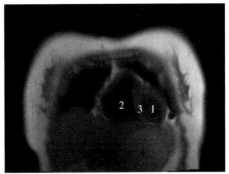

图 3-10 心脏 MRI 冠状位左心尖层面
1. 左心室；2. 右心室；3. 室间隔

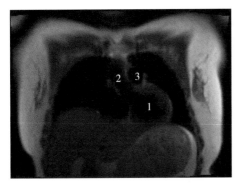

图 3-11 心脏 MRI 冠状位主动脉根部层面
1. 左心室；2. 升主动脉；3. 肺动脉主干

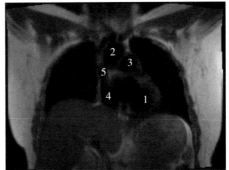

图 3-12 心脏 MRI 冠状位主动脉弓中部层面
1. 左心室；2. 主动脉弓；3. 肺动脉干；4. 右心房；5. 上腔静脉

4. 右心室层面或主气管分叉层面（图 3-13） 主气管分为左右主支气管，此时肺动脉已经分为左右肺动脉，与双侧支气管一起向两侧肺门走行。主动脉继续向左后延伸。此层面亦可见右心房及下腔静脉切面。

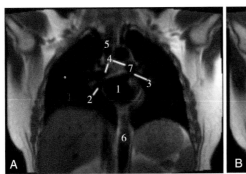

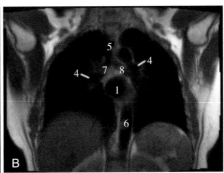

图 3-13 心脏 MRI 冠状位右心室层面或主气管分叉层面
A、B：1. 右心房；2. 右肺静脉；3. 左肺静脉；4. 左、右肺动脉主干；5. 主气管；6. 下腔静脉；7. 右主支气管；8. 左主支气管

（三）正常心脏磁共振矢状位扫描

心脏的形态受个体体型不同的影响，因此个体之间的心脏矢状位切面心腔及肌壁结构可以存在较大的差异甚至变异，故心脏磁共振的矢状位图像多用于结构扫描的定位。

1. 主动脉根部层面（图 3-14）　主动脉起自左心室，初始向上走行，再向后延伸为主动脉弓。主动脉下方为右肺动脉。左心房呈不规则的多边形，位于脊柱的前方，右肺动脉的下方。右心房依旧位于心脏的最前部，并可见下腔静脉在下腔静脉瓣（欧氏瓣）附近进入右心房。

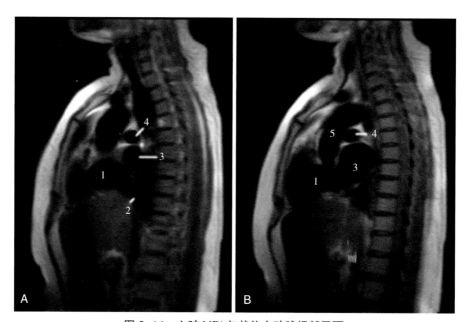

图 3-14　心脏 MRI 矢状位主动脉根部层面
A、B：1. 右心房；2. 下腔静脉；3. 左心房；4. 右肺动脉；5. 升主动脉

2. 主动脉弓层面（图 3-15）　主动脉弓可见于此层面内，并向下逐渐延续为胸主动脉及腹主动脉，左、右心室被室间隔分开。右心室流出道移行为肺动脉，向后上方走行，位于主动脉弓下方，并分为左右两支。

（四）特殊层面的影像学解剖

对于心脏复杂的解剖结构，常规的磁共振冠状位、矢状位、轴位图像显示某些结构或部位存在一定的困难及局限性，因此通常情况下会采用一些特殊的层面来显示常规层面显示有困难或不能显示的结构，从而提供更多的诊断信息。

1. 左心室长轴位　分为垂直于室间隔的左心室长轴位和平行于室间隔的左心室长轴位。前者是最常用的心脏特殊成像体位，由于垂直于室间隔和房间隔，可见右心房、右心室、左心房、左心室四腔，所以又称为四腔心层面。而平行于室间隔的左室长轴位，平行于室间隔、二尖瓣至心尖的连线，既可以观察心尖肌肉的情况，又可以获得二尖瓣的信息，并可见前、后两组乳头肌。

（1）平行于室间隔的左心室长轴位（两腔心）（图 3-16）：可直观地反映心尖肌肉的情况，前、后两组乳头肌；二尖瓣亦可见于此层面；在乳头肌后方可见相连的腱索。

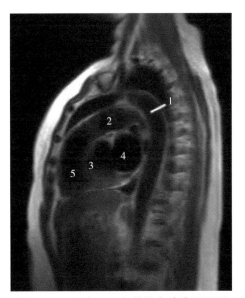

图 3-15　心脏 MRI 矢状位主动脉弓层面

1. 主动脉弓；2. 肺动脉；3. 室间隔；4. 左心室；5. 右心室

（2）垂直于室间隔的左心室长轴位（图 3-17）：是最常用的心脏特殊成像体位，左心室、右心室、右心房、左心房可在此体位中同时显示，两心室前方可见乳头肌，在此层面可以更好地观察二尖瓣、三尖瓣的位置、形态，且更直观地反映室间隔的厚度。

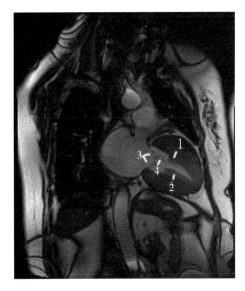

图 3-16　心脏 MRI 平行于室间隔的左心室长轴位层面

1. 前组乳头肌；2. 后组乳头肌；3. 二尖瓣；4. 腱索

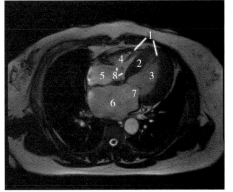

图 3-17　心脏 MRI 垂直于室间膈的左心室长轴位层面

1. 乳头肌；2. 室间隔；3. 左心室；4. 右心室；5. 右心房；6. 左心房；7. 二尖瓣；8. 三尖瓣

2. 左心室短轴位（白血序列）（图 3-18）　主要用于显示左心室前间壁、侧壁、侧后壁、后壁及室间隔的厚度，左心室腔内乳头肌的形态能够较为良好地显示。

3. 双出口位（图 3-19） 心脏的双出口位即在此层面内可以显示左心室流入道和左心室流出道的情况，后者还包括主动脉瓣及升主动脉根部等结构。并同时展示左心室部分室壁、二尖瓣及室腔内乳头肌等结构。

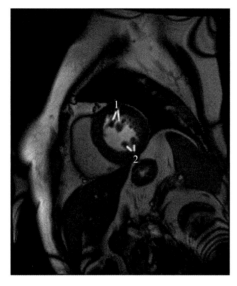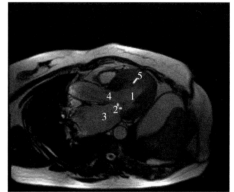

图 3-18　心脏 MRI 左心室短轴位平面

1. 前组乳头肌；2. 后组乳头肌

图 3-19　心脏 MRI 双出口位平面

1. 左心室；2. 二尖瓣；3. 左心室流入口；4. 左心室流出口；5. 乳头肌

二、心包

在正常磁共振影像上，心包表现为薄薄的线样低信号影，周边围绕着纵隔及心外膜内的脂肪高信号，心脏舒张时其厚度为（1.2±0.5）mm，心脏收缩时其厚度为（1.7±0.5）mm。多认为观察心尖的最佳位置是右心及心尖部，而位于左心室游离壁的心包由于夹在心肌和低信号的肺组织之间而不便辨认。心脏磁共振检查较 CT 检查更容易发现心包隐窝的位置，提高对它们的认识有助于在诊断工作中将其与心包积液或纵隔内容物（如淋巴结等）区分开。在生理状态下，心包窦内可以存在 20 ~ 25ml 的自由水，但不同的患者间自由水含量可有不同，这就可以解释为什么并不是所有的患者在检测时都可以发现心包窦、心包隐窝的存在。

第四章

心肌病

第一节　心肌病概论

心肌病（cardiomyopathy）是由多种病因引起的一组非均质的心肌病变，可分为原发性和继发性两种。2006 年美国心脏协会（AHA）心肌病分类中，将原发性心肌病分为遗传性、混合性和获得性 3 种类型。其中，遗传性心肌病包括肥厚型心肌病、致心律失常右心室心肌病、左心室心肌致密化不全、糖原贮积症、心脏传导系统缺陷、线粒体肌病和离子通道病；混合性心肌病包括扩张型心肌病和限制型心肌病；获得性心肌病包括感染性心肌病、应激性心肌病、围生期心肌病、心动过速相关性心肌病和婴儿型心肌病。获得性心肌病指由已知原因引起的或发生于其他疾病的心肌病变，但不包括由其他心血管疾病继发而来的心肌病理性改变，如高血压、冠心病、瓣膜病等继发的心肌病。本章根据心肌病流行病学，结合典型的影像学表现在临床上的应用价值，依次按扩张型心肌病、肥厚型心肌病、限制型心肌病、致心律失常右心室心肌病顺序描述，最后对心肌淀粉样变进行描述。

第二节　心肌病 CT/MRI 影像诊断

一、扩张型心肌病

扩张型心肌病（dilated cardiomyopathy，DCM）多数病因不详，以左心室、右心室或双心室扩大同时伴收缩功能障碍为特征。

【临床与病理】

病理上多表现为心肌纤维化，室壁变薄，心肌收缩无力导致射血分数下降，左右心室扩张，以致房室瓣口相对关闭不全，血流反复冲击可导致房室瓣膜轻度增厚，心肌病变可累及心内膜，导致心内膜瓣状纤维性增厚，可形成附壁血栓。

临床症状主要表现为活动耐力下降、夜间阵发性呼吸困难、腹胀和食欲下降等。体检可闻及舒张中期奔马律、心浊音界扩大，晚期则出现肝大、肝颈反流阳性、下肢水肿等充血性心力衰竭表现。

【影像学表现】

1. CT

（1）主要表现是心脏扩大，心室内径增大，腱索和乳头肌相对增粗。左室型扩张型心肌病以左心室增大为主，右室型扩张型心肌病以右心室增大为主，全心型扩张型心肌病双心室均增大，以左心室增大更明显。

（2）病变早期室壁厚度多正常，晚期则室壁普遍变薄或厚薄不均。

（3）CT 的主要价值是排除或者诊断冠心病。

2. MRI　形态结构显示同 CT（图 4-1）。MRI 显示心肌所有节段均运动减弱，房室瓣环扩大而出现二尖瓣、三尖瓣关闭不全，射血分数等指标显著下降。增强 MRI 可出现肌壁内的延迟强化。

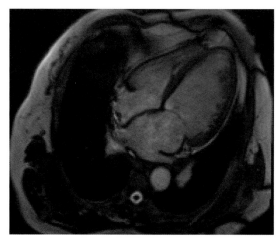

图 4-1　扩张型心肌病，左心房、左心室增大

【诊断与鉴别诊断】

心肌病的诊断原则是排除性的，即排除了其他继发因素导致的心腔扩大、心功能降低的疾病，方可考虑心肌病的诊断。扩张型心肌病主要应与以下常见疾病鉴别：①冠心病、心肌梗死所致心功能不全；②瓣膜病、高血压、肥厚型心肌病等晚期心功能失代偿后表现为心腔扩大和室壁变薄；③心肌发育异常、心肌致密化不全。

【比较影像学】

超声是诊断及评估扩张型心肌病最常用的重要检查手段。除了能够显示心肌肥厚，CT 的主要优势是排除冠心病或检查其他主动脉疾病。MRI 最大的优势是评估心肌功能和纤维化损伤。

二、肥厚型心肌病

肥厚型心肌病（hypertrophic cardiomyopathy，HCM）是一种常染色体显性遗传性疾病，以左心室和（或）右心室非对称性肥厚为特征。肥厚型心肌病是青少年运动猝死的主要原因之一。

【临床与病理】

病理表现为左心室肥厚，心室腔变窄，显微镜下心肌纤维粗大、交错排列，局限性或弥漫性间质纤维化。根据室壁肥厚的范围和程度不同分为 3 型：①非对称性室间隔肥厚，占 90%；②对称性左心室肥厚（指左心室均肥厚），占 5%；③特殊部位肥厚，如左心室中部心肌环形肥厚、心尖部肥厚等。

50% 的肥厚型心肌病患者无明显临床症状，主要症状为不同程度的劳力性呼吸困难、心悸、晕厥，发生恶性心律失常时甚至导致猝死。

【影像学表现】

1. CT

（1）心肌肥厚以累及左心室肌部室间隔最常见。少数前室间隔肥厚者，右心室心尖及前壁可同时受累，定量诊断标准为室间隔/左心室侧壁比值大于1.3。

（2）心腔缩小变形，观察心肌肥厚是均匀对称性还是局部肥厚的非对称性，注意心尖是否有肥厚。有时心室中部心肌环形均匀肥厚可导致远心端心室排血受阻，远心端心肌反而变薄，类似室壁瘤表现。

（3）依据是否有左心室流出道狭窄，可提出"梗阻性肥厚型心肌病"的可能性，主要依据超声评估跨狭窄的压差情况确定。

2. MRI MRI诊断具有优势，能充分显示异常肥厚心肌发生的部位、分布、范围和程度（图4-2）。肥厚的心室壁T_1WI序列多呈均匀中等信号，T_2WI序列内有点状高信号；增强扫描于肥厚的心肌内见局灶性异常强化区；观察心肌内的延迟强化对于鉴别诊断非常有帮助。左心室流出道狭窄时，MRI电影序列可见左心室流出道内收缩期有低信号的喷射血流。

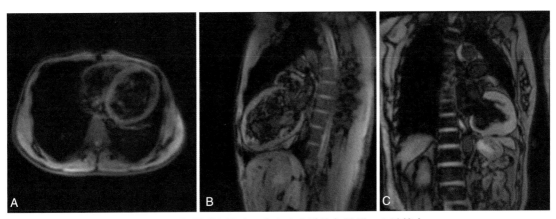

图4-2 肥厚型心肌病，左心室室壁均匀肥厚，心腔缩小

【诊断与鉴别诊断】

本病需要与所有导致左心室心肌肥厚的疾病相鉴别，如长期慢性高血压所致的心肌肥厚，以及主动脉瓣狭窄、主动脉弓降部各种病因导致的狭窄所引起的心肌肥厚等。

【比较影像学】

超声可以明确诊断该病。CT除能够显示心肌肥厚以外，主要优势是排除冠心病或主动脉其他病变；MRI的最大优势是评估心肌功能和纤维化损伤。

三、限制型心肌病

限制型心肌病（restrictive cardiomyopathy，RCM）以双侧心室或单侧心室充盈受限、舒张期心室容积缩小，但是室壁厚度和收缩功能正常或接近正常为主要特征。

【临床与病理】

心内膜明显增厚，呈珍珠样白色，质较硬，由心尖部向流出道蔓延，可合并附壁血栓。

心室腔可无增大而心房常增大。镜下心内膜下心肌排列紊乱、间质纤维化。

早期患者无症状，随病情进展出现运动耐量下降、乏力和劳力性呼吸困难。根据临床表现分为左心室型、右心室型和混合型。累及左心室者主要表现为肺静脉回流受阻、二尖瓣关闭不全，患者常有呼吸困难、胸痛等；右心室受累的临床表现为腔静脉回流受阻、三尖瓣关闭不全等，临床多出现肝大、腹水，但下肢常无或仅有轻度水肿；混合型患者以上两种表现可同时出现。

【影像学表现】

1. CT　双心室容积正常或减小；双心房增大，心室舒张功能受限；冠状动脉未见异常，心包未见异常。

2. MRI　双心室腔大小正常或者容积缩小（图 4-3），左心室壁厚度正常，心室充盈受限，收缩功能正常或者接近正常，顺应性降低、双心房高度增大。

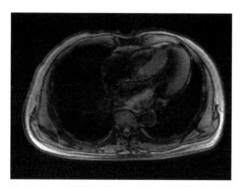

图 4-3　限制型心肌病，双心室腔体积减小

【诊断与鉴别诊断】

本病的诊断原则也是排他性的，即排除了导致心室心肌舒张功能受累的疾病（如临床相对常见的冠心病、缩窄性心包炎、各种病原的心肌炎，以及其他心肌病）后，才能诊断本病。

【比较影像学】

CT 主要提供心脏房室大小的解剖信息，其优势是可排除冠心病、心包疾病，以及肺血管、肺动脉高压疾病的可能性。MRI 的优势是可显示受累心脏舒张功能受限，特别是增强扫描的延迟强化，可提示心肌纤维化的受损部位和程度，有助于鉴别诊断。超声同样可以提供心脏房室大小、解剖及心肌舒张功能的信息，同时具有快捷、费用低等特点，临床上诊断本病时多首选超声检查。

四、致心律失常右室心肌病

致心律失常右室心肌病（arrhythmogenic right ventricular cardiomyopathy/ dysplasia，ARVC）是以右心室心肌逐渐被纤维组织或脂肪所代替为特征，以右心室形态及功能异常为主，同时伴有心脏电生理改变及遗传特征的一类心肌疾病。

【临床与病理】

病理表现为脂肪从心外膜向心肌层浸润，严重者可以全层替代，导致心肌变薄，呈"羊皮纸样"改变。

临床上一般分为四期：第一期为隐匿期，患者无明显症状，几乎没有形态学改变，但可发生猝死，常于剧烈运动时发生，多见于年轻人；第二期为症状明显期，临床上以反复发作的右心室源性室性心律失常为主要特征，可以看见明显的右心室形态及功能异常；第三期为右心室弥漫加重期，主要表现为右心室整体收缩功能不正常，心力衰竭，但是没有明显的左心室受累表现；第四期为双心室受累期，为疾病晚期，双侧心室受累，形态和功能呈现扩张型心肌病改变。

【影像学表现】

1. CT　心脏大小形态特别是右心室包括流出道的增大扩张、右心室游离壁齿状表现，以及脂肪低密度灶为典型 CT 征象。

2. MRI　显示右心房、右心室腔增大，右心室心外膜下脂肪浸润呈高信号，脂肪抑制后信号减低；MRI 电影序列显示节段性右心室壁运动异常，右心室射血分数减低。增强延迟扫描，部分患者病变心肌可见不规则延迟强化，如病变累及左心室，左心室心肌可出现延迟强化（图 4-4）。

【诊断与鉴别诊断】

本病需要与累及右心室及导致右心房、右心室腔增大的所有疾病相鉴别，主要包括各种原因的肺动脉高压、三尖瓣关闭不全、三尖瓣下移畸形等。

【比较影像学】

超声可以初步诊断本病。CT 的优势是可鉴别肺内疾病或肺血管病等引起的肺动脉高压，可诊断冠心病，对于心肌内脂肪的显示也是 CT 的优势。MRI 除了显示心脏解剖和功能外，最大的优势是可显示心肌的脂肪浸润，以及心肌损伤和纤维化。

五、心肌淀粉样变

心肌淀粉样变（myocardial amyloidosis，CA）主要是淀粉样蛋白沉积在心内膜，导致心肌细胞坏死及间质纤维化的一类心肌病，可出现心力衰竭、心绞痛、心律失常（其中心房颤动最常见）和晕厥等临床表现。

【临床与病理】

病理上淀粉样蛋白弥散性沉积于毛细血管和小动脉壁，逐渐扩展到细胞间及心肌组织内，心肌细胞可发生营养障碍、萎缩或者完全被淀粉样蛋白替代，室壁明显增厚僵硬，心脏瓣膜受累后增厚，心室腔变小，心房扩大。

临床一般把心肌淀粉样变分为原发性和继发性两种，其中原发性心肌淀粉样变多与遗传因素有关，继发性心肌淀粉样变多由类风湿关节炎、骨髓炎、肠道结核等引起。临床表现主要是心律失常、心绞痛、心力衰竭、心肌缺血等症状。

【影像学表现】

MRI

（1）形态和功能学异常：除心室壁相对较厚外，其他形态和功能学变化类似限制型心肌病，通常双心室腔不大，左心房继发性扩张；心肌顺应性降低，舒张和收缩功能下降，但以心室舒张受限较明显。

（2）特征性延迟强化：心肌淀粉样变的延迟强化形式因淀粉样蛋白渗出部位及聚集程

度的不同而表现形式也多种多样（图 4-5）。淀粉样物质一般聚集于内膜下心肌，因此内膜下增强是心肌淀粉样变最常见的延迟增强形式，部分病例延迟增强时可见室间隔表现为"斑马征"。严重者左心室室壁呈现弥漫且透壁性强化，具有十分醒目的特征。此外，右心室室壁、心房壁及房间隔等亦常呈现不同程度的强化。

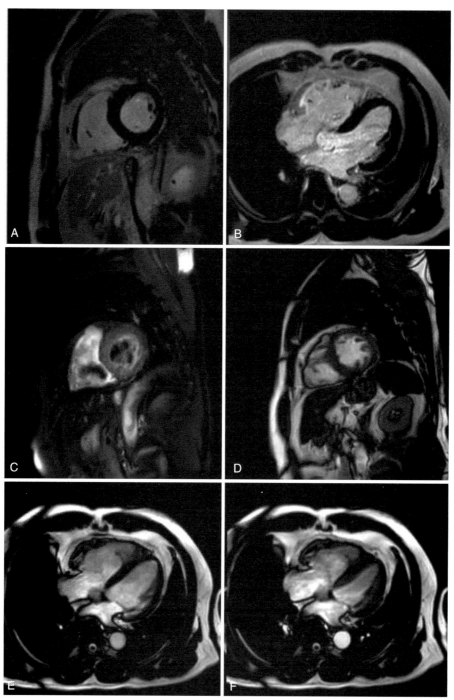

图 4-4　心脏电影序列示右心室游离壁心肌变薄，右心室游离壁、三尖瓣下区域可见特征性的局部皱缩，在收缩期表现更加明显，称为"手风琴征"；右心室增大；心肌延迟增强示右心室游离壁可见延迟强化

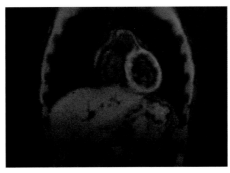

图 4-5　心肌淀粉样变，左心室室壁均匀性向心性肥厚，肌壁间弥漫性环形强化

【诊断与鉴别诊断】

心肌淀粉样变时，MRI 延迟强化所表现的室壁"特征性"强化与心肌炎、肥厚型心肌病、冠心病及心内膜心肌纤维化等强化均有不同，如能够密切结合临床，可以正确地提示诊断。心肌炎以壁间线状强化为主；肥厚型心肌病增强形式往往以片状或团块状为主，而且与室壁增厚的部位相对应；冠心病延迟强化虽然也是以心内膜下强化为主，但与冠状动脉分布相对应；而心内膜心肌纤维化往往局限在心内膜下，呈条带状，与心尖闭塞相对应。概括起来，弥漫性和（或）透壁性强化伴心室舒张功能受限是心肌淀粉样变的一个重要特征。

【比较影像学】

心血管磁共振最大的优势是可以提供组织表征中的信息，以评估心肌存活力和心肌浸润程度，如血色素沉着病或淀粉样变。

参考文献

李世国，赵世华，2007. 心肌病的分类和临床特征以及影像学诊断特点. 中华放射学杂志，41 (8): 879-881.

刘玉清，2000. 心血管病影像诊断学. 合肥：安徽科学技术出版社：289.

韦云青，赵世华，陆敏杰，等，2007. 心尖肥厚型心肌病的 MRI 诊断. 中华放射学杂志，41(8):800-804.

赵世华，陆敏杰，张岩，等，2005. 1.5T 高端 MR 在心血管病诊断中的应用. 中华放射学杂志，39 (6): 577-581.

赵世华，2007. 重视心肌病分类及 MRI 的诊断价值. 中华放射学杂志，41(8): 785-786.

Austin BA, Kwon DH, Smedira NG, et al, 2009. Abnormally thickened papillary muscle resulting in dynamic left ventricular outflow tract obstruction: an unusual presentation of hypertrophic cardiomyopathy. J Am Soc Echocardiogr,22(1): 105，e5- e6.

Beer M, Wagner D, Myers J, et al, 2008. Effects of exercise training on myocardial energy metabolism and ventricular function assessed by quantitative phosphorus-31 magnetic resonance spectroscopy and magnetic resonance imaging in dilated cardiomyopathy. J Am Coll Cardiol, 51(19) : 1883-1891.

Choi DS, Ha JW, Choi B, et al, 2008. Extent of late gadolinium enhancement in cardiovascular magnetic resonance and its relation with left ventricular diastolic function in patients with hypertrophic cardiomyopathy. Circ J, 72(9): 1449-1453.

Elliott P, Andersson B, Arbustini E, et al, 2008. Classification of the cardiomyopathies: a position statement from the

European Society of Cardiology Working Group on Myocardial and Pericardial Diseases. Eur Heart J, 29(2): 270–276.

Esposito A, De Cobelli F, Perseghin G, et al, 2009. Impairecl left ventricular energy metabolism in patients with hypertrophic cardiomyopathy is related to the extension of fibrosis at delayed gadolinium–enhanced magnetic resonance imaging. Heart, 95 (3): 228–233.

Jerosch–Herold M, Sheridan DC, Kushner JD, et al, 2008. Cardiac magnetic resonance imaging of myocardial contrast uptake and blood flow in patients affected with idiopathic or familial dilated cardiomyopathy. Am J Physiol Heart Circ Physiol，295(3):H1234–H1242.

Koikkalainen JR, Antila M, Lotjonen JM, et al, 2008. Early familial dilated cardiomyopathy: identification with determination of disease state parameter from cine MR image data. Radiology, 249(l):88–96.

Kurita T, Onishi K, Motoyasu M, et al, 2008. Two cases of dilated cardiomyopathy with right ventricular wall degeneration demonstrated by late gadolinium enhanced MRI. Int J Cardiol, 129(1):e21–e23.

Kwon DH, Setser RM, Thamilarasan M, et al, 2008. Abnormal papillary muscle morphology is independently associated with increased left ventricular outflow tract obstruction in hypertrophic cardiomyopathy. Heart，94(10): 1295–1301.

Maron BJ, Towbin JA, Thiene G, et al, 2006. Contemporary definitions and classification of the cardiomyopathies: an American Heart Association Scientific Statement from the Council on Clinical Cardiology, Heart Failure and Transplantation Committee; Quality of Care and Outcomes Research and Functional Genomics and Translational Biology Interdisciplinary Working Groups; and Council on Epidemiology and Prevention. Circulation,113(14):1807–1816.

Masci PG, Dymarkowski S, Bogaert J, 2008. The role of cardiovascular magnetic resonance in the diagnosis and management of cardiomyopathies. J Cardiovasc Med (Hagerstown),9(5):435–449.

Matoh F, Satoh H, Shiraki K, et al, 2007. Usefulness of delayed enhancement magnetic resonance imaging to differentiate dilated phase of hypertrophic cardiomyopathy and dilated cardiomyopathy. J Card Fail, 13(5):372–379.

Popovic ZB, Kwon DH, Mishra M, et al, 2008. Association between regional ventricular function and myocardial fibrosis in hypertrophic cardiomyopathy assessed by speckle tracking echocardiography and delayed hyperenhancement magnetic resonance imaging. J Am Soc Echocardiogr, 21(12):1299–1305.

Rudolph A, Abdel–Aty H, Bohl S, et al，2009. Noninvasive detection of fibrosis applying contrast–enhanced cardiac magnetic resonance in different forms of left ventricular hypertrophy relation to remodeling. J Am Coll Cardiol，53(3):284–291.

第五章

心肌炎

第一节　心肌炎概论

心肌炎（myocarditis）是指由多种原因引起的心肌局限性或弥漫性炎症，严重者可导致急性心力衰竭、猝死和慢性扩张型心肌病，病毒性心肌炎是最常见的类型。

根据病因，心肌炎可以分为两种：感染性及非感染性。感染性心肌炎最为多见，包括病毒、细菌、寄生虫等，其中病毒性感染为最常见的病因，如柯萨奇 B 组病毒感染、腺病毒感染；非感染性心肌炎包括免疫性心肌炎和中毒性心肌炎。按临床病理分为暴发性心肌炎、急性心肌炎、慢性活动性心肌炎、慢性持续性心肌炎。按组织学可分为嗜酸性心肌炎、巨细胞性心肌炎、肉芽肿性心肌炎、淋巴细胞性心肌炎。

心内膜心肌活检（EMB）是目前公认的诊断心肌炎的金标准，通过对心肌组织进行病理、免疫组织化学及病毒基因组检测来诊断心肌炎。

第二节　心肌炎 CT/MRI 影像诊断

【临床与病理】

心肌炎的临床表现千差万别，以病毒性心肌炎为例，常在上呼吸道感染、腹泻等病毒感染后（通常在 3 周内）出现与心脏相关的表现，如心悸、胸痛、呼吸困难，甚至阿 – 斯综合征。严重者可导致心源性猝死。

心肌炎的病理生理机制尚不清楚。病毒性心肌炎是以心肌病变为主的实质性病变和以间质为主的间质性病变。典型病理改变是心肌间质增生、水肿及充血，内有大量炎性细胞浸润。随临床病情程度的轻重不一，心肌病理改变的程度也不同。

【影像学表现】

1. CT　心肌炎患者 CT 常无明显表现。

2. MRI　MRI 能够检测心肌组织内的炎症、水肿、坏死和纤维化，因此心肌炎患者常表现为 T_2WI 高信号（图 5-1）。心血管磁共振成像（CMR）增强可查出急性心肌炎，典型表现为局限性强化，可出现在 70% ～ 90% 的急性心肌炎患者。对于慢性心肌炎，MRI 的敏感性降低。MRI 也可帮助定位活检标本的部位。活检标本显示确定的心肌炎患者，MRI 通常呈阳性。模棱两可的活检结果较少能用 MRI 查出。

【诊断与鉴别诊断】

胸膜炎：CT 检查时可有胸膜肥厚、粘连及钙化。

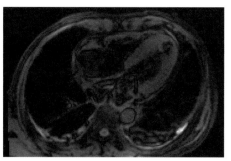

图 5-1　心肌炎，心肌 T$_2$WI 信号弥漫性增高

【比较影像学】

不管心肌炎的潜在病因是什么，其都会导致免疫细胞渗入心肌，继而导致心肌水肿、充血、坏死，并最终形成瘢痕。CMR 能很好地显示这些病理反应，可作为急性和慢性心肌炎的影像生物标志物。随着 CMR 的路易斯湖标准（CLL）被广泛用于心肌炎的诊断，CMR 已成为临床慢性心肌炎诊断评估的首选方法。晚期钆增强（LGE）也可评估心肌坏死、纤维化和瘢痕形成。有研究证明，^{18}F-FDG-PET 可以通过检测潜在的心肌炎症活动来评估心肌炎。

参考文献

克若沃德，2011. 心血管病最新诊断和治疗 .3 版 . 孙静平、杨兴生、余卓文，译 . 北京：人民军医出版社：242-253.

张兆琪，2013. 临床心血管病影像诊断学 . 北京：人民卫生出版社 :407-408.

Chen W, Jeudy J，2019. Assessment of myocarditis: cardiac MR, PET/CT, or PET/MR? Curr Cardiol Rep，21(8):76.

Gannon MP, Schaub E, Grines CL, et al，2019. State of the art: Evaluation and prognostication of myocarditis using cardiac MRI. J Magn Reson Imaging, 49(7):e122-e131.

Hanneman K, Kadoch M, Guo HH, et al，2017. Initial experience with simultaneous 18F-FDG PET/MRI in the evaluation of cardiac sarcoidosis and myocarditis. Clin Nucl Med, 42(7):e328-e334.

Leone O, Pieroni M, Rapezzi C, et al, 2019. The spectrum of myocarditis: from pathology to the clinics. Virchows Arch,475(3):279-301.

Sagar S, Liu PP, Cooper LT Jr, 2012. Myocarditis. Lancet, 379(9817):738-747.

Pollack A, Kontorovich AR, Fuster V, et al, 2015. Viral myocarditis—diagnosis, treatment options, and current controversies. Nat Rev Cardiol,12(11):670-680.

第六章

心包疾病

第一节　心包疾病概论

心包由脏壁两层构成，即外层的纤维囊和内层的浆膜囊，正常情况下作为一独立结构包绕在心脏外周（图6-1，图6-2）。心包脏层非常薄，由单层间皮细胞构成，正常的心包壁层由纤维组织构成，最厚处可达2～3mm，两者紧贴，之间的潜在腔隙有少量淡黄色透明浆液（10～50ml），是心包脏层血浆超滤产生的结果，起润滑作用。心包疾病包括心包炎、心包积液、心包囊肿、心包畸胎瘤和心包缺如。

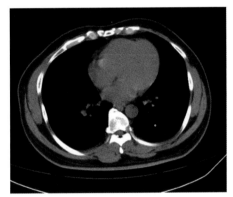

图6-1　正常心包CT

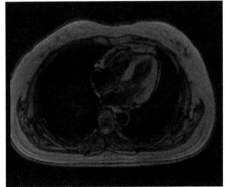

图6-2　正常心包MRI

第二节　心包疾病CT/MRI影像诊断

一、心包炎

【临床与病理】

心包炎是指脏、壁层心外膜发生的炎症反应，故又称心外膜炎，可由病原微生物和毒性代谢产物引起。过去在我国，心包炎主要是由结核杆菌感染所致，近年来临床实践发现手术和辐射损伤等原因亦不少见。心包炎分为急性和慢性两种类型。急性心包炎通常为急性渗出性炎症，根据渗出的主要成分可分为4种类型，即浆液性心包炎、纤维素性心包炎（包括浆液纤维素性）、化脓性心包炎和出血性心包炎。①浆液性心包炎主要由非感染性疾病，如风湿病、系统性红斑狼疮、硬皮病、肿瘤和尿毒症等引起，也可以由病毒感染引起。②纤维素性心包炎是最多见的类型，病因包括风湿病、系统性红斑狼疮、尿毒症、结核、心肌梗死综合征、辐射、心外科手术和创伤等。③化脓性心包炎是指以大量中性粒细胞渗出为主的表面化脓性急性心包炎，多由细菌感染所致，当纤维蛋白量较多时，可称为纤维素性化脓性心包炎。此种类型的心包炎症反应较重，易发生缩窄性心包炎。④出血性心包炎常见于结核、恶性肿瘤或心脏手术。慢性心包炎是指病程持续 3 个月以上的心包炎，多数由急性心包炎转化而来的。最具有代表性的是缩窄性心包炎，多数是继发于化脓性、出血性或干酪样心包炎，或发生于心外科手术之后，病变主要局限于心包本身。由于心包腔内渗出物机化和瘢痕组织形成、玻璃样变和钙化等，使心包闭塞，形成一个硬而厚的灰白色、半透明的结缔组织囊，紧紧地包绕在心脏周围，形似盔甲。最终导致心脏舒张功能严重受限，出现类似限制型心肌病的临床和病理生理变化。下文主要介绍临床表现比较严重的缩窄性心包炎的影像学表现。

【影像学表现】

1. CT

（1）心包不规则增厚、粘连：是缩窄性心包炎的 EBCT（电子束 CT）直接征象。心包增厚程度不一（＞3mm），较轻的仅轻度增厚，明显的可达 10mm 以上。病变形态不规则，分布不均匀，以同时累及多个部位较常见，但也可仅局限于某一处。一般心室面（包括膈面）的心包增厚、粘连较明显，而大血管根部及心房部较轻。部分病例心包病变局限，可仅发生在房室沟、心室面及腔静脉入口处等，应注意在扫描中逐层观察。

（2）心包钙化（图 6-3）：EBCT 显示为条片状、斑片状、斑点状高密度影，其厚度由数毫米至数十毫米。部分病例钙化广泛，可呈壳状累及整个心缘或大部（即"盔甲心"），另有少数病例钙化很少，仅呈细线状，其余大部分病例心包钙化范围及程度居于两者之间，钙化累及部位以右心室前缘及心膈面较多见，左心室侧壁处也不少见，另有部分病例钙化可位于房室沟处。心包钙化对缩窄性心包炎的诊断很重要，一般观察到心包钙化是缩窄性心包炎的确证。但必须注意，有个别病例可能有心包钙化而无心包缩窄的功能异常，因此必须同时结合其他征象及临床表现等共同考虑。另外，心包钙化并不是诊断缩窄性心包炎的必要征象，很多缩窄性心包炎的病例可以没有继发的心包钙化。

（3）心血管形态及功能改变：依缩窄程度、部位的不同而不同。

1）心室面缩窄：①心室轮廓变形，受累处心室舒张不同程度受限。EBCT 电影检查可发现舒张末期容积下降，每搏输出量减少，但收缩功能一般尚可，心功能受影响不大，动态显示可见心室舒张期室间隔呈"S"形摆动。少数病变严重者（如"盔甲心"）受累心室可明显狭小变形且不规则，电影检查除舒张功能明显受损外，还可影响收缩功能，心功能可下降。②心房扩张：主要是由于心室舒张功能受限、舒张末期压力升高、心房排血受阻所致。若缩窄主要累及右心，则右心房扩张；若缩窄主要累及左心，则左心房扩张；若缩窄同时累及左、右心，则左、右心房均可扩张。③腔静脉、奇静脉扩张和（或）肺淤血、间质性水肿：前者为右心受累表现，后者为左心受累表现，可同时存在。

2）房室沟处缩窄：表现类似于房室瓣狭窄。左心房室沟处缩窄，主要表现为左心房扩张、肺淤血，间质肺水肿；右房室沟处缩窄则主要表现为右心房扩张、腔静脉及奇静脉增宽；左、右房室沟处均缩窄，可同时有以上表现。但应注意，很多情况下，心包的病变可同时累及多个部位，表现相对复杂，须视具体情况处理。

（4）部分病例可伴有心包积液（图 6-4）：大量时，又称为渗出缩窄性心包炎。

（5）可伴有胸腔积液、胸膜改变等。

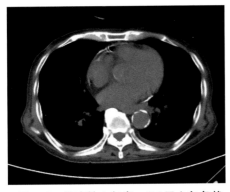
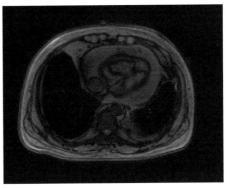

图 6-3 缩窄性心包炎，CT 示心包条状
钙化

图 6-4 缩窄性心包炎，MRI 示心包增厚，
心包积液

2. MRI 缩窄性心包炎的病理学基础是心包纤维化和（或）钙化，因心包缩窄而导致心脏充盈受限。缩窄性心包炎 MRI 的直接征象表现为心包增厚，边缘不规则，在 T_1WI、T_2WI 序列，电影序列均表现为低信号，一般情况下，对比剂增强的 SE 序列和 DE-MRI 序列亦不增强。通常认为心包厚度 ≤ 2mm，当厚度 ≥ 4mm 时提示有心包缩窄，而厚度为 5 ～ 6mm 时诊断心包缩窄具有较高的准确性，当然还有必要结合其他间接征象进一步评估。缩窄性心包炎的间接征象可辅助诊断，如心室受压变形，严重者呈管状，室间隔呈"S"状弯曲；单侧或双侧心房增大，一般呈轻中度扩大；腔静脉、肝静脉继发性扩张；胸腔积液等。因心室舒张受限，动态电影序列可见室间隔抖动。心包增厚最易累及右心室游离壁，且右心室壁较薄，因此通常有心室受压变形更显著。

【诊断与鉴别诊断】

缩窄性心包炎需与限制型心肌病相鉴别。两者的临床表现和病理生理学特征十分相似。但是，缩窄性心包炎早期可采用心包切除术治疗，而限制型心肌病只能行内科非手术治疗，因此，两者的诊断和鉴别诊断具有十分重要的临床意义。MRI 可识别组织特征及多参数成像的特点，使其能够直接识别心包增厚及观察室间隔运动的变化，因此在缩窄性心包炎诊断中发挥了重要作用。中国医学科学院阜外医院的一组 MRI 对比研究表明，心包增厚、室间隔"S"状弯曲、室间隔抖动、心房轻中度扩大是缩窄性心包炎的特点；心房高度扩大及房室瓣反流是限制型心肌病的特点。

【比较影像学】

1. X 线胸片 缩窄性心包炎合并严重钙化时，X 线胸片可明确诊断。非钙化缩窄性心包炎通过肺淤血、心房扩大等异常征象，结合临床可初步诊断，但 X 线胸片无法显示心内结构和心脏功能的改变，在鉴别诊断上受限。

2. 超声心动图（UCG） 是探查心包病变的首选影像学检查方法，但受视野和声窗限制，尤其是在肺气肿、胸廓畸形的患者。此外，UCG 不能清晰鉴别心包和相邻的胸腔积液或萎陷肺组织、心包周围脂肪与积液，易产生假阳性；在心包粘连或血肿形成局灶性积液时容易漏诊；区别心包折返内的少量液体与心包外脂肪或增厚心包时也受限。

3. CT 能够克服 UCG 的缺点。心包两侧被纵隔脂肪和心外膜下脂肪包绕，因此可以产生优良的图像对比度。对于心包钙化，CT 具有高度的敏感性和准确性，因此 CT 是心包病变，特别是缩窄性心包炎的常用检查方法，但 CT 的密度分辨率在鉴别少量心包积液与纤维心包增厚时尚有不足。此外，目前 CT 尚无法对心脏功能进行全面评估。

4. MRI 一站式扫描能够同时显示心包和（或）心脏的形态和功能变化。脂肪组织高信号的对比优势，能够将密度相近的组织区分出来；MRI 的多参数成像序列能够鉴别少量心包积液和纤维心包增厚；MRI 时间分辨率较高，可以评估心包疾病导致的心脏功能改变。简而言之，MRI 不仅能够清晰显示心包的形态，还可以准确评估心脏功能，并且无须应用对比剂，亦无电离辐射，是目前评估心包疾病的最佳检查方法。

二、心包积液

心包积液分为漏出性和渗出性，前者主要见于心功能不全，一般为浆液性，后者多见于心包炎的渗出期。根据积液的不同成分，心包积液可分为浆液纤维蛋白性、化脓性、浆液血性、出血性或乳糜性等。积液可局限于心包的一侧，或充满整个心包。心包积液常为心包炎病程的一部分，除了炎症以外，其他原因也可导致不同程度的心包积液，如肿瘤、风湿病、创伤、代谢障碍（如尿毒症）、自体免疫性疾病、药物损害、甲状腺功能减退症、辐射损伤甚至大面积心肌梗死引起的特发性反应等。

【影像学表现】

1. EBCT

（1）心包腔内液性密度区为心包积液的直接征象（图 6-5）：在 EBCT 上，正常心包为一细线形，厚度小于 3mm，因此厚度大于 3mm 为异常。积液在心包腔内的分布是不均匀且随体位移动的。少量积液在仰卧位时主要集中在左心室侧后壁处及心房外侧；随着积液量的增多，液体厚度增加且向右、前方扩展。当积液量较多时，液体可包裹所有心腔并包绕大血管（肺动脉、肺静脉、主动脉及腔静脉）根部，其下界可达膈水平。应注意的是，如果心包有粘连，积液可以包裹、局限。

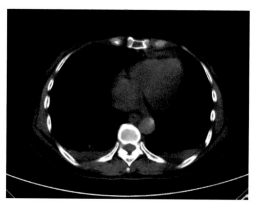

图 6-5　心包积液伴双侧胸腔积液

液体的密度（CT 值）是一个重要的诊断指标，它取决于液体的性质。右心功能不全引起的心包积液为漏出液，具有水样密度，其 CT 值多为 0 ~ 20HU；而感染性心包炎、肿瘤、慢性肾功能不全等所致的心包积液，因含有较多的蛋白质及细胞成分，其 CT 值往往较高；若为心包积血，则 CT 值与一般血肿相近，同时还需注意有无对比剂外溢。

（2）心包形态改变：其具体改变取决于病原性质，主要包括心包增厚、粘连、钙化及结节状增生等。但由于心包积液的掩盖，除心包钙化外，其他征象有时难以观察到。某些疾病，如心力衰竭引起的心包积液，一般没有心包形态的改变。

（3）心血管系统改变：继发于其他器质性心脏病的心包积液，心脏改变取决于其原有的心脏病。原发于心包疾病的心包积液，心脏改变取决于积液量及产生速度。长期缓慢增加的大量心包积液可使心血管系统出现心室舒张受限、舒张末期容积下降、腔静脉扩张等一系列改变，而迅速产生的心包积液则主要表现为心脏压塞的病理生理改变。电影扫描可以分析心脏活动、心室壁舒张、收缩运动及心室功能。

2. MRI　心包积液随心脏收缩而流动，在 T_1WI 上出现流空效应，表现为低信号或无信号；在 T_2WI 序列上表现为流动的高信号。但是当心包积液中蛋白质含量增高或出血时，在 T_1WI 相上亦表现为高信号，据此可初步判断心包积液的性质。

心包积液的诊断标准是心包脏、壁层间距增宽 > 4mm。舒张期心包脏、壁层间距 5 ~ 14mm 为少量积液（ < 100ml）；15 ~ 24mm 为中量积液（100 ~ 500ml）；≥ 25mm 为大量心包积液（ > 500ml）。如果采用与测量心室容积或心肌体积的相似方法测量一系列包含整个心脏的连续层面的心包腔容积，可准确定量心包积液。

【比较影像学】

EBCT 电影扫描可以分析心脏活动、心室壁舒张、收缩运动及心室功能。

心包积液 MRI 成像旨在显示积液量及其分布范围和严重程度，推断积液的性状，有无心包粘连及其对心脏收缩和充盈的影响。

三、心包囊肿

心包囊肿是最常见的心包原发肿瘤，男性发病率稍高于女性。囊肿最常见的发生部位是心右缘，特别是右侧心膈角较为多见，亦可位于其他部位，如左侧心膈角、肺门、前上纵隔等。心包囊肿大小不等，通常为几厘米，最大可达十几厘米。其外表面光滑或略呈分叶状，其内通常为单房结构，含黄色浆液。囊壁薄，结构与正常心包相仿，可有蒂。

【影像学表现】

1. EBCT　典型的心包囊肿表现为心缘旁（尤以右心缘旁较多见）向外突出的包膜完整、边缘清晰、光滑的圆形或类圆形占位性病变（图6-6）。单房，可有蒂，囊壁薄。其内为水样密度，CT 值基本均匀，无明确增强。极少有钙化。少数囊肿形态可欠规则。特别应注意，若病变内 CT 值较高或有增强，应警惕其他病变的可能（包括恶性肿瘤）。

2. MRI　单纯性囊肿在 MRI 上表现为长 T_1、长 T_2 水样信号（图6-7），抑水像上可被抑制，对比剂增强扫描无强化。当囊肿发生出血或含蛋白质成分较多时，则在 SE 相上呈现高信号。

【诊断与鉴别诊断】

心包憩室：十分少见。与心包囊肿不同，心包憩室的腔与心包腔是相通的。但由于两者的 EBCT 表现十分相似，因此很难鉴别。改变体位有时可使憩室的形态发生改变，从而加以区分。

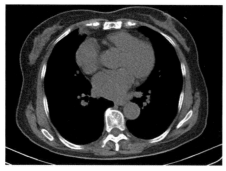 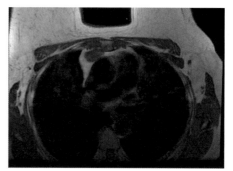

图 6-6　心包右侧缘结节状稍低密度灶　　　图 6-7　右侧心膈角区 T₁WI 稍低信号灶

四、心包畸胎瘤

心包畸胎瘤多见于儿童及青少年。由于肿瘤的占位效应及可能引起的继发的心包渗出，可产生一系列症状，如静脉压升高、咳嗽、呼吸困难等。可以有心脏压塞。

EBCT　心包占位性病变包膜完整、边缘清晰，典型者病变内 CT 值不均匀，可见多种密度（如脂肪、水、牙齿密度等）。

五、心包缺如

心包缺如比较少见，可分为先天性和获得性两种，后者主要是外科手术所致。既可以是部分性，也可以是完全性，以前者多见。最常出现在心脏左侧，通常合并心内畸形。心包部分缺如可导致心内结构经缺损处疝出，但多数患者无症状，通常在 X 线胸片体检时发现，MRI 能够显示其全貌。

参考文献

程怀兵，赵世华，2009. 限制型心肌病和缩窄性心包炎的影像学诊断. 临床放射学杂志，28(10):1483–1485.

赵世华，蒋世良，程怀兵，等，2009. 限制型心肌病和缩窄性心包炎的磁共振成像对比研究. 中华心血管病学杂志，37(4)：30–33.

Ariyarajah V, Jassal DS, Kirkpatrick I, et al, 2009. The utility of cardiovascular magnetic resonance in constrictive pericardial disease. Cardiol Rev, 17(2):77–82.

Axel L, 2004. Assessment of pericardia disease by magnetic resonance and computed tomography. J Magn Reson Imaging,19(6):816–826.

Bauner K, Horng A, Schmitz Ch, et al, 2010. New observations from MR velocity–encoded flow measurements concerning diastolic function in constrictive pericarditis. Eur Radiol, 20(8):1831–1840.

Bogaert J, Francone M, 2009. Cardiovascular magnetic resonance in pericardia diseases. J Cardiovasc Magn Reson, 11: 14.

Gahide G, Granier M, Frapier JM, 2009. Effusive constrictive pericarditis: functional and anatomical magnetic resonance findings. Eur Heart J, 30(11):1371.

Giorgi B, Mollet NR, Dymarkowski S, et al, 2003. Clinically suspected constrictive pericarditis: MR imaging assessment of ventricular septal motion and configuration in patients and healthy subjects. Radiology, 228(2): 417–424.

Khandaker MH, Espinosa RE, Nishimura RA, et al, 2010. Pericardial disease: diagnosis and management. Mayo Clin

Proc, 85(6):572–593.

Klein C, Graf K, Fleck E, et al, 2003.Acute fibrinous pericarditis assessed with magnetic resonance imaging. Circulation, 107(13):e82.

Kojima S, Yamada N, Goto Y, 1999. Diagnosis of constrictive pericarditis by tagged cine magnetic resonance imaging. N Engl J Med,341(5): 373–374.

Lima J A, Desai MY, 2004. Cardiovascular magnetic resonance imaging, current and emerging applications. J Am Coll Cardiol, 44(6):1164–1171.

Myers RB, Spodick DH, 1999.Constrictive pericarditis: clinical and pathophysiologic characteristics. Am Heart J, 138 (2 Pt 1):219–232.

Nakao K, Noguchi T, Kim J, et al, 2009. Transient constrictive pericarditis diagnosed by cardiac magnetic resonance, 67Ga scintigraphy, and positron emission tomography. Int J Cardiol, 137(3):e70–e72.

Rienmüller R, Gröll R, Lipton MJ, 2004. CT and MR imaging of pericardial disease. Radiol Clin North Am,42(3):587–601.

Sagista–Sauleda J, Angel J, Sanchez A, et al, 2004. Effusiveconstrictive pericarditis. N Engl J Med, 350(5): 469–475.

Sengupta PP, Krishnamoorthy VK, Abhayaratna WP, et al, 2008. Disparate patterns of left ventricular mechanics differentiate constrictive pericarditis from restrictive cardiomyopathy. JACC Cardiovasc Imaging, 1(1): 29–38.

Talreja D R, Edwards WD, Danielson GK, et al, 2003. Constrictive pericarditis in 26 patients with histologically normal pericardia thickness.Circulation, 108(15):1852–1857.

Velthuis S, Laufer EM, Hofstra L, et al, 2009. An armored heart in constrictive pericarditis. J Am Coll Cardiol, 53(11): 972.

Verhaert D, Gabriel RS，Johnston D, et al, 2010. The role of multimodality imaging in the management of pericardial disease. Circ Cardiovasc Imaging, 3(3) : 333–343.

Yared K, Baggish AL, Picard MH, et al, 2010. Multimodality imaging of pericardia diseases. JACC Cardiovasc Imaging,3(6): 650–660.

第七章

心脏肿瘤

第一节　心脏肿瘤概论

心脏肿瘤（cardiac tumor）在临床比较少见，绝大部分是继发性肿瘤，且均为恶性，原发性肿瘤发病率较低，其中心房黏液瘤是成人最常见的原发性肿瘤，而横纹肌肉瘤在儿童中比较常见。按病理组织学可分为良性肿瘤和恶性肿瘤，约75%的肿瘤是良性的，包括黏液瘤、横纹肌瘤、纤维瘤等，以黏液瘤最多；25%是恶性的，包括肉瘤、淋巴瘤、间皮瘤及转移瘤，以肉瘤最常见。按发生部位分为心包肿瘤、心房室肿瘤和心瓣膜肿瘤。

心脏肿瘤的临床表现主要取决于肿瘤的部位及瘤体大小。常见的表现有心前区异常杂音、心律失常等心电图异常，以及发热、红细胞沉降率增快、贫血等全身症状；有时可无任何症状；恶性肿瘤常伴有出血性心包积液。

第二节　心脏良性肿瘤

一、黏液瘤

【临床与病理】

心脏黏液瘤（myxoma）占心脏原发肿瘤的50%～70%，主要发生于中年，女性发病率高于男性。约75%的黏液瘤发生在左心房，18%发生在右心房，很少累及心脏的其他部位。其临床表现与瘤体位置、大小、生长速度、瘤蒂长短，以及是否有脱落、出血、坏死等密切相关。常见的症状包括发热、消瘦、贫血、食欲缺乏、无力。少见症状有雷诺综合征、杵状指，部分可有卡尼复合征。部分患者可在心前区闻及随体位改变而变化的舒张期杂音，为本病特征性的临床体征。

黏液瘤大小不等，差异较大，质软、色浅、呈半透明的胶冻状，可有出血和钙化。镜下瘤体内为包埋了大量多边形细胞的黏液样基质，瘤蒂部分可见纤维组织和血管。

【影像学表现】

1. CT　心脏黏液瘤多发生于左心房，CT表现为左心房内分叶状或圆形肿块，密度均匀，可伴有出血及钙化，多为单发。瘤体大小不等，随心动周期规律运动，大者可占据大部分左心房，部分病例可于肿瘤基底部见到长短不一的蒂，卵圆窝为蒂最常见的附着位置，肿瘤基底部较窄。增强扫描表现为心腔内充盈缺损，肿瘤本身可发生均匀或不均匀强化，坏死囊变区不强化（图7-1）。

2. MRI　MRI表现为心腔内圆形或卵圆形分叶状不均匀信号影，T_1WI瘤体信号与心肌相近或略高，T_2WI 表现为混杂的偏高信号。高信号多为肿瘤内亚急性出血，低信号多为钙化和慢性出血。对比剂延迟增强扫描可见片状不均匀强化，钙化、坏死、囊变及纤维化区基本不强化。MR 电影可显示瘤体随心脏收缩和舒张在房室瓣口往返运动，有时可显示瘤蒂或瘤体在房间隔的附着部位（图 7-2）。

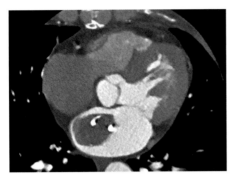 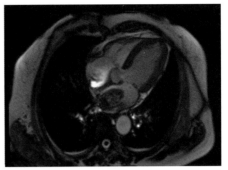

图 7-1　心脏黏液瘤，左心房内稍低密度灶伴钙化

图 7-2　心脏黏液瘤，左心房内 T_2WI 混杂稍高信号灶

【诊断与鉴别诊断】

左心房血栓：大多位于左心房后壁、侧壁，基底宽，无蒂，心脏收缩时不产生移位，患者常同时患有风湿性心脏病、冠心病或肺心病等心脏疾病，增强扫描不强化。

血管肉瘤：一般不规则，基底宽，无蒂，活动度小，常伴胸腔积液。

黏液瘤靠近瓣膜，需要与瓣膜赘生物相鉴别，赘生物通常是在瓣膜病变的基础上形成，多数位于瓣尖，如心内膜炎时瓣膜增厚粘连，开放受限，黏液瘤虽然可以引起瓣膜的相对启闭受限，但开放程度一般影响不大，而且瓣膜的形态学往往正常。

【比较影像学】

超声心动图是心脏黏液瘤的首选检查方法。随着 CT 及 MRI 在心脏成像方面的快速发展，CT 和 MRI 已成为心脏肿瘤的重要检查手段，尤其是心脏 MRI，一次检查就可以完成对肿瘤的位置、成分、血供、运动特点及心脏血流动力学特点的一站式评估，在心脏黏液瘤的定位、定性及术前评估中发挥越来越重要的作用。

二、横纹肌瘤

【临床与病理】

心脏横纹肌瘤，又称心脏错构瘤、Purkinje 细胞瘤，是婴幼儿及儿童最常见的心脏良性肿瘤，约 90% 的横纹肌瘤见于 1 岁以内的婴儿。临床表现为心律失常、心力衰竭等。大多数横纹肌瘤会自发消退，因此无明显症状时不需要手术切除。大部分患者合并结节硬化症，可出现智力低下、癫痫等表现。横纹肌瘤好发于心室，多见于室间隔。肿瘤大小不等，大者可突入心腔，无包膜。

【影像学表现】

1. CT　胎儿心脏横纹肌瘤表现为心腔内实性占位，可略向心腔内膨出，少数亦可明显突向腔内。CT 表现为心室内软组织肿块，CT 值与心肌相似，密度基本均匀，边缘光滑或略不规则，增强扫描轻度强化。EBCT 电影扫描表现为肿瘤侵犯的心室壁运动消失，心功能降低（图 7-3）。

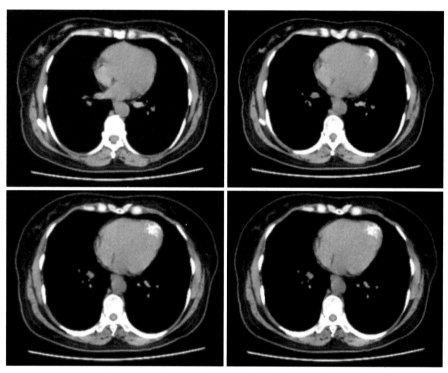

图 7-3　胸部计算机断层扫描检查于左心室心尖部可见略高密度团块，局部轮廓外凸，与心包分界不清，内见多发斑点状钙质密度影

2. MRI　表现为 T_1WI 等信号，T_2WI 稍高信号，增强扫描时无或少许强化；T_2WI HASTE 序列表现为高信号或稍高信号，由于 HASTE 序列血流呈低信号，病灶在低信号的心室腔衬托下显示得更加清晰；血流在 T_2WI Trufi 序列上呈高信号，在高信号的心室腔内可见低于血流高信号的等或稍高信号的病灶（图 7-4）。

【诊断与鉴别诊断】

1. 心脏黏液瘤　是最常见的心脏原发良性肿瘤，大多数发生于左心房，亦可见于右心房、左心室等处。女性发病较多见。瘤体多呈单个，呈息肉状、球状或分叶状。可有长短不一的瘤蒂，蒂长者有活动度，可阻塞血流引起症状。B 超及磁共振等影像学检查能够根据肿物的形态特征及黏液瘤的组织学特性做出判断。

2. 心肌纤维瘤　青少年多见，易累及左心室游离壁和室间隔，常单发。可伴营养不良性钙化，但强化不明显为其重要的 CT 特征。瘤体坚硬呈非包被团块，一般直径 3～7cm。多数纤维瘤侵犯传导组织，患者多突然死于心律失常。患者不伴有结节性硬化，可以鉴别。

3. 心脏血管瘤　为罕见心脏肿瘤，临床主要表现为心脏结构受压或流出道阻塞所致症状。增强 CT 扫描或 MRI 可明确诊断。

【比较影像学】

目前，产前超声心动图检查是诊断胎儿心脏横纹肌瘤的主要手段。

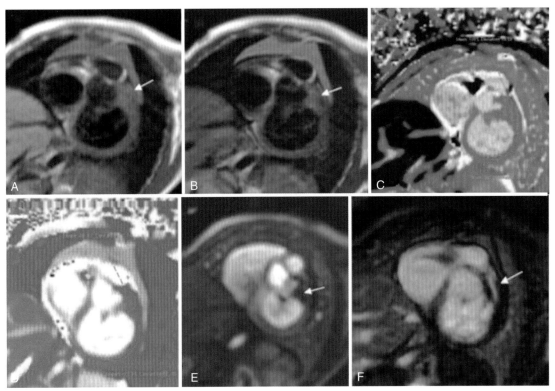

图7-4 3岁女性患儿，自发消退心脏横纹肌瘤伴发结节性硬化症，肿块（箭头）与远端心肌相比，在T₁(A)和T₂(B)加权图像上呈轻度高信号，肿块在首过灌注成像时呈低灌注状态(E)，并伴有不均匀的晚期钆增强(F)

CT 和 MRI 可以更好地显示肿瘤，但由于心脏横纹肌瘤多发生于婴幼儿，CT 检查辐射较大，所以应用不广泛。

三、纤维瘤

【临床与病理】

心脏纤维瘤指来源于纤维结缔组织的原发性心脏良性肿瘤，主要是由成纤维细胞和胶原纤维组成，是仅次于横纹肌瘤的婴幼儿原发性心脏肿瘤，通常见于婴儿和儿童中，偶尔见于年轻人。Gorlin 综合征患者常伴发该病。此外，少数心脏纤维瘤与息肉综合征有关，如家族性腺瘤性息肉病和加德纳综合征。

心脏纤维瘤最常发生在心室间隔部，左心室比右心室更容易受到影响。有文献报道，与息肉综合征相关的病变更常发生在心房。心脏纤维瘤可引起心室流出道或流入道梗阻、心力衰竭、心律失常或猝死，但约 1/3 的患者没有明显症状，只是体检时意外发现。病理特征与身体其他部位的纤维瘤相似。

【影像学表现】

1. CT 显示心脏纤维瘤发生在心肌内，表现为心肌内卵圆形或分叶状的肿块，边界清楚，肿瘤为均匀低密度，其密度略低于心肌，可囊变。典型表现为肿块中央钙化，但强化不明显。增强扫描肿瘤多为轻度强化。

2. MRI 表现具有特征性，纤维瘤富含胶原纤维，T_1 时间短且氢质子密度低，因而表现为 T_1WI、T_2WI 均为低信号，易于与周围心肌鉴别。钙化呈低信号。较明显特征性的改变是对比剂延迟增强扫描时，如 PSIR T_1WI 增强序列，肿瘤异常强化，与常规扫描呈明显的对比（图 7-5）。

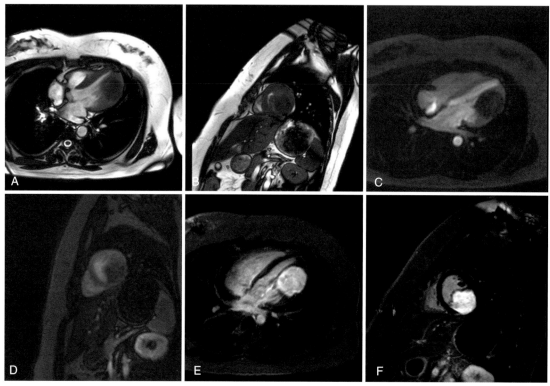

图 7-5 心脏电影序列（A、B）示左心室下侧壁见类圆形软组织肿块影，信号低于正常心肌。心肌首过灌注（C、D）示肿块灌注低于正常心肌。心肌延迟增强（E、F）示肿块呈明显延迟强化

【诊断与鉴别诊断】

1. 肥厚型心肌病 ①心脏纤维瘤密度略低于周围心肌组织，占位效应明显；而肥厚型心肌病密度与周围心肌组织一致，占位效应不明显。②心脏纤维瘤大小不随心肌运动而变化，肥厚型心肌病局部增厚的心肌具有收缩性，与周围心肌一致。

2. 黏液瘤 多发生在左心房，多为单发，有蒂附着于房间隔或房室壁。心房黏液瘤内含大量黏液样基质，周边夹杂以纤维及平滑肌细胞，并伴不同程度的出血、坏死、囊变、纤维变，甚至钙化及骨组织化生，因此肿瘤在 CT 上密度不均匀。磁共振上 T_1WI 为中等信号，分布均匀，边缘光整。边缘不规则的肿瘤呈现中等信号，可见团块影。

3. 横纹肌瘤 为心室内软组织肿块，CT 值与心肌相似，密度基本均匀，边缘光滑或略不规则，增强扫描轻度强化。纤维瘤为均匀低密度，密度略低于心肌。

【比较影像学】

心脏纤维瘤超声检查无特异性，而 MRI 表现具有特异性，肿瘤富含胶原纤维，在 T_1WI、T_2WI 均为低信号，易于与周围心肌鉴别。

四、脂肪瘤

【临床与病理】

心脏脂肪瘤指外膜完整，内含典型的成熟脂肪细胞的原发性心脏良性肿瘤。常无症状，可发生于任何年龄，但以成人为多（40～60岁）。脂肪瘤可发生于心脏的任何部位，通常位于心腔外，最常发生于房间隔（脂肪瘤样房间隔肥厚），可为单发，亦可为多发。脂肪瘤完全位于心肌内时，无蒂，边缘光滑或不规则，也可呈息肉状突入心腔。部分脂肪瘤可发生于心包内，此时瘤体往往较大。根据发病特点可分为孤立性脂肪瘤和浸润性脂肪瘤。镜下脂肪瘤内可见典型的成熟脂肪细胞，偶尔可含有纤维结缔组织、肌肉组织或褐色脂肪。

【影像学表现】

1. CT　表现为含脂肪密度（多在 –120～–50HU）的肿块。注意，如果肿瘤内 CT 值不均匀或较高为软组织密度，应考虑到有脂肪肉瘤的可能（图 7-6）。

2. MRI　脂肪瘤具有很高的组织特异性，因此无论在 T_1WI 上还是在 T_2WI 上，均表现为均匀的高信号，而在抑脂序列中信号可被抑制。脂肪肉瘤通常含有混杂着脂肪信号区的实性强化成分。MRI 能够通过几种标准化层面和几种有针对性的序列对肿瘤的部位进行显示。

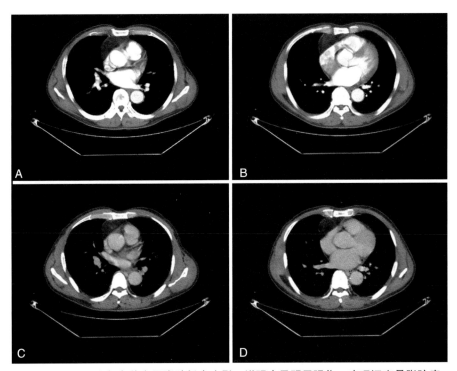

图 7-6　CT 示心包右前方见脂肪低密度影，增强未见明显强化，病理证实是脂肪瘤

【诊断与鉴别诊断】

1. 脂肪肉瘤　含有实性成分，增强扫描时实性成分有强化。

2. 脂肪瘤性房间隔肥大　常见于年龄较大和超重的患者，需与房间隔脂肪瘤相鉴别，脂肪瘤性房间隔肥大并非肿瘤，而是脂肪母细胞和成熟脂肪细胞在房间隔处局灶性堆积，因此没有包膜。CT 和 MRI 表现为"双叶哑铃"形或弥漫性间隔增厚且厚度大于 20mm，不累及卵圆窝，T_1WI 和 T_2WI 的信号强度与皮下脂肪相当。由于棕色脂肪的存在，其在 PET/CT 扫描上可能显示放射性示踪剂摄取增加。

【比较影像学】

心脏超声是诊断心脏脂肪瘤的最常用方法，能为临床提供肿物位置、大小、成分、边界、附着点、活动度及血流信号等信息，同时能够实时反映当时的心脏活动及腔内血流动力学情况，以便判断脂肪瘤的生长对心脏的影响。

由于心脏脂肪肉瘤的主要成分是脂肪细胞，而 MRI 对脂肪的显示较好，且心脏 MRI 无须接受射线，与 CT 或增强 CT 相比较更加安全，同时，其无须重建、无声窗的限制，能够通过几种标准化层面和几种有针对性的序列对肿瘤的部位进行显示。

五、淋巴管瘤

【临床与病理】

心脏淋巴管瘤由含水样淋巴液和淋巴细胞的淋巴管组成，比较少见，可位于心包或心肌内，常压迫邻近组织引起乳糜性心包积液，常发生于 6 岁以下儿童，临床以心律失常最为常见。

【影像学表现】

1. CT　表现为形态不规则的混杂密度团块影，含水样密度，增强扫描呈明显不均匀强化，部分可见冠状动脉分支血管（图 7-7）。

2. MRI　表现为 T_1WI 低信号，T_2WI 高信号，呈多囊样改变，抑水像可被抑制。

【诊断与鉴别诊断】

1. 血管瘤　明显增强，为短 T_1、长 T_2 信号，并可见"流空效应"。

2. 畸胎瘤　成分复杂，可见钙化；T_1WI、T_2WI 都表现为混杂信号。

【比较影像学】

1. 超声检查　是产前诊断心脏淋巴管瘤的主要方法。

2. 心脏 MRI　对心脏淋巴管瘤的显示更好，主要是由于心脏淋巴管瘤含有大量淋巴液。

3. 增强 CT 检查　可以为心脏淋巴管瘤的诊断提供有价值的影像信息，不仅可以了解病变的范围，以及病灶与周围组织的关系，还可以观察病变的血供特点，获取更多有价值的信息。有助于临床选择治疗方案和制订手术方案，为手术治疗方案的制订和手术入路的选择提供依据，减少手术风险。

六、血管瘤

【临床与病理】

心脏血管瘤占原发性心脏良性肿瘤的 5% ~ 10%，可起源于心内膜、心肌或心外膜。肌壁内肿瘤边界常不清晰，其内可见出血；心内膜的腔内肿瘤边界清晰，若发生于左心房，需与黏液瘤相鉴别。绝大部分患者无明显症状，部分表现为活动后气短，极个别表现为胸痛、右心功能不全、心律失常、心包炎或血性心包积液、晕厥甚至猝死。在病理学上分为海绵状血管瘤、毛细血管样血管瘤和动静脉型血管瘤 3 种。Kasabach-Merritt 综合征常合并心脏血管瘤，该综合征以多系统的血管瘤病合并反复血小板减少和消耗性凝血障碍为特征。

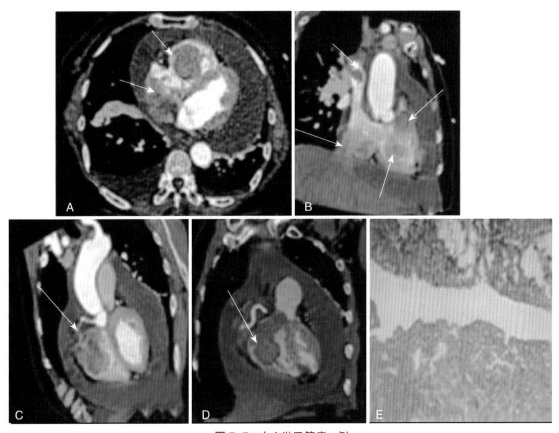

图 7-7 右心淋巴管瘤一例

A. 轴位示动脉期右心房、右心室不均匀强化的团块（白色箭头）；B ～ D. MPR 增强后动脉期示右心室、右心房、上腔静脉内见多处低密度充盈缺损，与心壁及上腔静脉分界不清（箭头所示），右心室内低密度充盈缺损区近似"8"字形，占据几乎整个右心室腔，团块经右心室流出道向肺动脉瓣下延伸，上腔静脉内见 2 个类圆形低密度充盈缺损相邻排列，实性成分呈明显强化，囊性成分动、静脉期未见明显强化；E. 镜检（10×40）示囊壁见纤维脂肪组织及部分淋巴细胞，部分去囊壁内衬单层上皮。考虑：囊性淋巴管瘤

【影像学表现】

1. CT 表现为不均匀中、低密度，边界清楚，瘤内常见钙化，增强扫描明显强化为其特征性表现。

2. MRI 由于血流缓慢，血管瘤在 T_1WI 表现为中等信号，在 T_2WI 表现为高信号，增强扫描时肿瘤明显强化，且高流速的肿瘤比低流速肿瘤的强化程度低（图 7-8）。

【诊断与鉴别诊断】

1. 左心房黏液瘤 肿瘤含大量黏液样基质，可出现囊变、坏死或钙化，因此与表现不典型的血管瘤鉴别较为困难。黏液瘤常有蒂。

2. 乳头状弹性纤维瘤 主要是发生在主动脉瓣或二尖瓣瓣膜区而影响心脏瓣膜运动。

3. 心脏横纹肌瘤 常发生于心室，常表现为弥漫性心肌增厚。

【比较影像学】

1. 超声心动图 是心脏血管瘤的首选影像学检查，可明确肿瘤附着处并观察肿瘤形态、边界、回声、是否活动等情况，还可以同时观察和评价瓣膜功能，但有时无法区分正常心肌界线。

2. CT 检查　空间分辨率和密度分辨率较高，有助于显示病变的细节，并且对钙化敏感，可显示肿瘤位置、形态、侵及范围，以及与周围结构、邻近器官的情况，平扫检查可发现心外生长趋势的心壁血管瘤和心包血管瘤。

3. MRI 检查　可以发现心壁、腔内外生长，以及发生在心包的心脏血管瘤，能清楚地显示肿瘤的部位、形态及浸润情况，还可以结合 MRI 电影序列观察肿瘤的活动度情况。

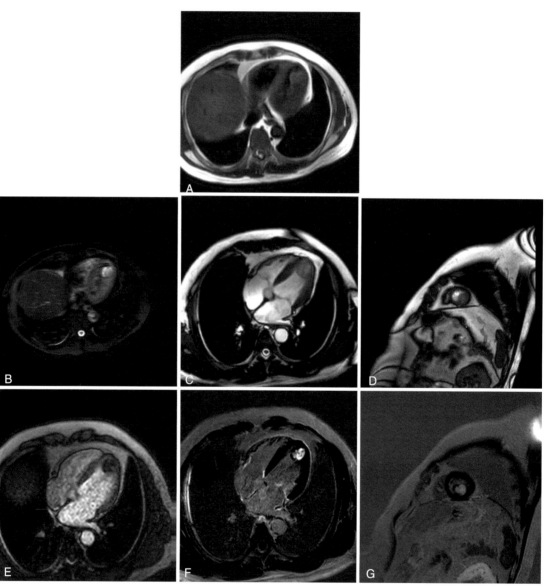

图 7-8　左心室心尖处软组织肿块（A），T$_2$WI 呈稍高信号（B），T$_2$ 压脂呈高信号。心脏电影序列（C、D）示相对于正常心肌，肿块呈稍高信号。心肌首过灌注（E）示肿块边缘可见强化。心肌延迟增强（F、G）示肿块呈不均匀明显强化

七、副神经节瘤

【临床与病理】

心脏副神经节瘤是一种非常罕见的肿瘤，起源于心脏副神经节细胞（嗜铬细胞），可发生于 18 ~ 85 岁成年人。患者可能会出现嗜铬细胞瘤的症状，约 50% 的副神经节瘤为功能性肿瘤，可导致高血压。

【影像学表现】

1. CT 表现为累及左心房顶部或后壁的肿块，增强扫描可见明显不均匀强化，中心常出现坏死（图 7-9）。

2. MRI 表现为 T_1WI 低信号或等信号，T_2WI 高信号，并可见"灯泡征"。病灶多发生于左心房，需与左心房黏液瘤或肉瘤相鉴别。

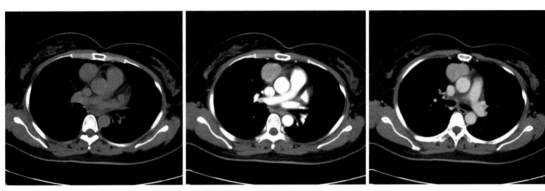

图 7-9 CT 平扫示心包右侧见软组织肿块影，密度均匀，边界尚清晰；增强示肿块明显强化，密度尚均匀

【诊断与鉴别诊断】

左心房黏液瘤：常可伴有钙化，肿瘤可有蒂。

【比较影像学】

CT 的空间分辨率较超声心动图和 MRI 高，可以显示细微结构并进行精准测量和定位。多层螺旋 CT 心脏和冠状动脉三维重建技术可以同时得到心脏及冠状动脉的信息，为肿瘤的定位和血供来源提供信息。CT 的不足之处在于时间分辨率不高，图像质量容易受心率的影响。与超声和 MRI 相比，增强 CT 检查需要注射碘对比剂，副神经节瘤患者使用离子型对比剂有可能引起急性高血压或高血压危象。核医学检查方法尤其是生长抑素受体显像诊断副神经节瘤的准确性较高，但是其空间定位能力不及 CT 和 MRI。

八、乳头状纤维弹性瘤

【临床与病理】

心脏乳头状纤维弹性瘤，又称纤维弹力乳头状瘤、瓣膜乳头状瘤、黏液纤维瘤等，好发于瓣膜表面，以主动脉瓣最为常见，也可发生于房室内膜、乳突肌及腱索。组织病理学特征为乳头状生长，表面覆盖单层肥厚的内皮细胞。

【影像学表现】

1. CT 表现为边界清晰、体积较小、附于瓣叶上的肿物。

2. MRI 表现为 T_1WI 均匀等信号，T_2WI 高信号，有时伴有一个小的蒂，通常附着在瓣膜结构上。电影稳态自由进动序列（SSFP）心脏 MRI 表现为高流动性、低信号的肿块，周围有湍流信号。

【诊断与鉴别诊断】

血栓：患者常同时患有风湿性心脏病、冠心病或肺源性心脏病等心脏疾病，增强扫描不强化。

【比较影像学】

超声心动图为首选的影像学检查方法，经胸超声心动图可以明确显示肿瘤部位、形态、大小、数目、是否有蒂、活动度、与周围组织的关系及对血流动力学的影响等。CT 和 MRI 能提供辅助信息。超声心动图的特征是肿瘤呈乳头状或类圆形稍高回声或者等回声团，随着心脏的搏动有一定的运动及形变，团块边缘较中央疏松，可见"震动"或"闪烁"样回声，M 型团块呈"斑点样"，没有血流信号，超声造影病灶没有强化。

九、畸胎瘤

【临床与病理】

畸胎瘤由 3 个生殖细胞层（内胚层、中胚层和外胚层）组成，好发于未成年人，心脏畸胎瘤绝大多数为心包畸胎瘤。肿瘤一般位于心包内，由蒂附着于主动脉或者肺动脉根部，心肌内或心腔畸胎瘤十分罕见。肿瘤压迫右心房、右心室时容易引起呼吸困难甚至心脏压塞。

【影像学表现】

1. CT 表现为密度混杂的团块影，以低密度为主，可见骨样高密度影（图 7-10）。

2. MRI 表现为团块状混杂信号影，其内常有因钙化所致的无信号区与分隔状长 T_1、长 T_2 信号。

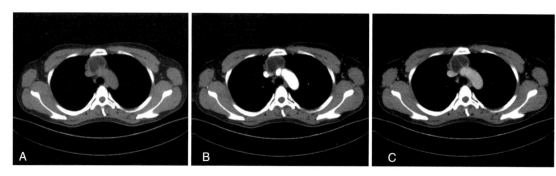

图 7-10 CT 平扫示心包低密度肿块影，密度与脂肪密度类似（A）。增强示肿块内部未见明显强化（B、C）。病理证实为囊性畸胎瘤

【诊断与鉴别诊断】

心包囊肿：表现为心缘旁（尤以右心缘旁较多见）向外突出的包膜完整、边缘清晰、光滑的圆形或类圆形占位性病变。单房，可有蒂，囊壁薄，极少有钙化。

【比较影像学】

超声心动图很容易诊断畸胎瘤，CT 和 MRI 可以发现多个胚层的组织，常伴有钙化和心

包积液。

第三节　心脏恶性肿瘤

一、肉瘤

（一）血管肉瘤

【临床与病理】

心脏血管肉瘤是最常见的心脏肉瘤，更常见于中年男性，最常发生在右心房。主要有两种形态类型：一种是向心房内生长，即腔内型，边界清楚，很少累及房间隔；另一种是沿心包弥漫性浸润，即腔外型。其主要特点是在周围心肌壁内侵袭性和渗透性生长。由于血管肉瘤位置的特殊性，患者通常表现为右心衰竭或压塞。预后很差，因为转移通常发生在诊断时（66%～89%）。

【影像学表现】

1.CT　表现为右心房内边界清楚的肿块，或沿心包弥漫分布的软组织密度影，瘤体易出血坏死而表现为相应密度，增强扫描呈不均匀明显强化，周边强化显著，延迟期持续强化。累及上、下腔静脉可导致上、下腔静脉阻塞。

2.MRI　由于血管肉瘤有坏死和出血的倾向，MRI 具有相对特征性表现，即 T_1WI 及 T_2WI 瘤体内部结节状高信号，称为"花椰菜征"。弥漫性心包浸润的血管肉瘤，增强表现为血管池线状不均匀增强，称为"日光放射"现象（图 7-11）。

【诊断与鉴别诊断】

1. 原发性心脏淋巴瘤　CT 平扫和 T_1WI 上呈稍低密度或稍低信号，与血管肉瘤相似。增强扫描呈中度不均匀强化，但是未出现延迟强化，未见肿瘤血管或血管团，有时淋巴瘤浸润范围比较广泛，可以包埋正常冠状动脉，可见动脉"漂移"征象，是淋巴瘤的特征表现。

2. 右心房黏液瘤　需要与腔内型血管肉瘤相鉴别，黏液瘤的蒂附着于房间隔，带蒂的黏液瘤可随心动周期运动、瘤体大小及形态而变化。血管肉瘤在右心房游离壁生长。

3. 右心房血栓　需与腔内型血管肉瘤相鉴别，右心房血栓比较少见，一般附着于心房壁，少部分可以移动，在 CT 平扫或 T_1WI 上呈等密度或等信号，T_2WI 序列上呈稍高信号；增强扫描无强化，因为其密度或信号低于心腔内血液，而表现为充盈缺损。注射对比剂后早、晚期 CT 扫描均在固定位置显示充盈缺损则可确诊血栓。

【比较影像学】

超声心动图可以作为原发性血管肉瘤的首选检查方法，但是其空间分辨率、软组织分辨率低，检查视野有限，而且受检查者经验影响比较大，只能作为心脏肿瘤性疾病的筛查方法。

心脏 CT 成像快、空间分辨率高，并且可以三维重组，MRI 软组织分辨率高，二者在心脏肿瘤性病变的诊断中可提供更有价值、更详细的信息，已经成为诊断心脏肿瘤的常规检查方法。

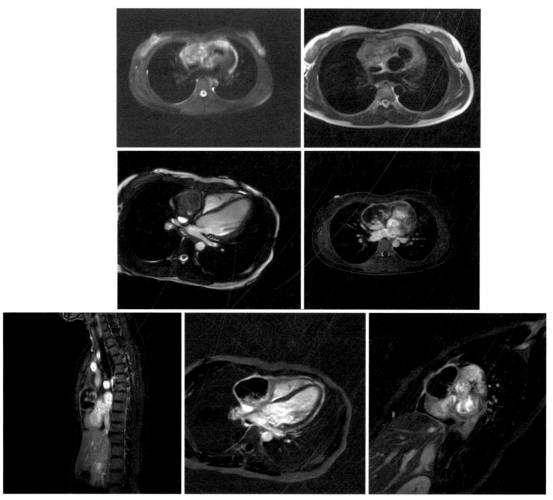

图 7-11　右心房室交界处见软组织肿块，T₂WI 序列早高信号，T₂ 压脂呈明显高信号，信号不均。心脏电影序列示肿块较僵硬，与周围结构分界不清。增强序列示肿块呈不均匀强化，病灶内可见液化坏死区。心肌延迟增强示肿块内可见延迟强化区域，强化不均匀

（二）未分化肉瘤

【临床与病理】

未分化肉瘤（undifferentiated sarcoma）是无论大体、镜下还是免疫组化都不能确定组织类型的一类肉瘤的总称。大多数位于左心房。未分化肉瘤有时向心包腔内生长并引起坏死、出血，这时与血管肉瘤非常相似，不易鉴别。心脏未分化肉瘤临床可表现为呼吸困难、胸部不适、心包积液等。

【影像学表现】

1.CT　类圆形软组织块，直径多＞5cm，肿块边缘可见分叶或光整。CT 平扫肿瘤边界不清，肿瘤密度多不均匀，CT 可以显示肿块内部坏死、出血和囊变（图 7-12）。

2.MRI　T₁WI 多表现为与肌肉相仿的等信号或低信号，病灶内有出血时可呈混杂略高信号，T₂WI 多为混杂等到高信号，主要取决于肿瘤内部组织成分。大多数肿瘤 T₂WI 可见短而直的小毛刺，提示肿瘤的恶性征象。增强扫描强化显著，较大肿瘤强化不均匀。

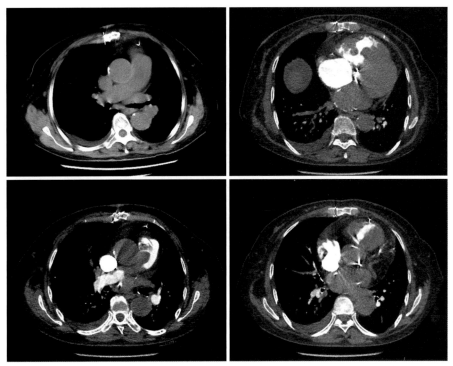

图 7-12　CT 示肺动脉干及右心室充盈缺损影，病理证实是未分化肉瘤

【诊断与鉴别诊断】

1. 横纹肌肉瘤　肿瘤边缘呈分叶状、坏死，与未分化肉瘤相似，但增强扫描强化程度不如未分化肉瘤明显。

2. 血管肉瘤　由于血管肉瘤有坏死和出血的倾向，MRI 具有相对特征性表现，即 T_1WI 及 T_2WI 瘤体内部结节状高信号（"花椰菜征"）。弥漫性心包浸润的血管肉瘤，增强表现为血管池线状不均匀增强（"日光放射"现象）。

【比较影像学】

临床超声心动图是早期发现心脏肿瘤的首选方法。超声心动图可以明确肿瘤的位置、大小、活动度及与心内各结构的关系，但是难以全面显示肿瘤向心腔内外扩展的情况及与周围组织的关系。CT 和 MRI 可以清晰地显示肿瘤浸润心肌、压迫心腔、侵犯心包大血管及纵隔淋巴结等情况。

（三）平滑肌肉瘤

【临床与病理】

心脏平滑肌肉瘤约占心脏肉瘤的 8%，最常见的部位是左心房后壁，常可见肺静脉侵犯。在 30% 的病例中可能是多发的。有些可能起源于下腔静脉，这可能会导致右心衰竭的症状。

【影像学表现】

1. CT　表现为起自左心房的分叶状、低密度病灶，增强扫描可见强化（图 7-13）。

2. MRI　表现为 T_1WI 等信号，T_2WI 为高信号，增强扫描可见强化。

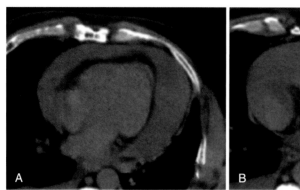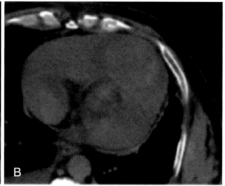

图 7-13　胸部 CT 平扫显示心包腔内可见大量水样密度影（A）；近心尖处心包腔内可见团块状混杂密度影，主体 CT 值约 19HU（B）

【诊断与鉴别诊断】

左心房黏液瘤：平滑肌肉瘤具有明显的浸润性，可侵蚀心肌、肺静脉甚至心包，肿瘤内部易坏死，早期可发生肺及纵隔转移。此外，基底宽、无蒂，很少源自间隔部，常伴心包积液。

【比较影像学】

超声心动图检查对于心脏平滑肌肉瘤的诊断具有重要的价值，可以筛查出直径 3mm 的肿瘤。

（四）脂肪肉瘤

【临床与病理】

原发性心脏脂肪肉瘤极为罕见，仅占心脏肉瘤的不到 1%。脂肪肉瘤转移至心脏较原发性心脏脂肪肉瘤常见。可能发生在任何心腔。心脏脂肪肉瘤分为五个组织学类型：高分化型、黏液型、去分化型、圆形细胞型、多形型。临床症状包括瓣膜功能不全、右心室流出道梗阻、肺栓塞等。

【影像学表现】

1. CT　表现为软组织密度肿瘤，无脂肪成分，肿瘤内可见低密度坏死或出血（图 7-14）。

2. MRI　表现为不均匀信号病灶，表现为轻度的钆强化，抑脂序列对其诊断帮助不大。

【诊断与鉴别诊断】

黏液瘤：常可伴有钙化，肿瘤可有蒂。

【比较影像学】

超声心动图、CT 及 MRI 检查均有助于心脏脂肪肉瘤的诊断。超声心动图对心脏肿瘤的检出具有比较高的敏感性和特异性，不仅能确定肿瘤的附着部位，还能根据肿瘤不同的超声特点，对其性质做出大致判断。CT 和 MRI 检查也可以清楚地显示肿瘤侵犯范围，以及其与周围组织的关系。但是均只能作为诊断的参考依据，确诊还必须依靠组织病理学。

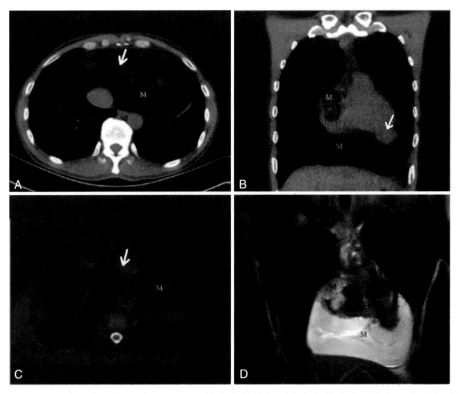

图 7-14　CT 示心包内有密集的脂肪团（A），并有少量片絮影（白色箭头）。在右心房观察到有分叶的致密脂肪团。心尖部可见憩室形成（B，白色箭头）。MRI（C 和 D）扫描显示，心包内有（C）一个脂肪信号的肿块，伴有低信号的片状物（白色箭头）。该肿块在脂肪抑制序列中表现为低信号。在右心房靠近房室沟处观察到不规则的肿块状信号（D）

二、淋巴瘤

【临床与病理】

因为正常心脏组织没有淋巴细胞，所以心脏淋巴瘤非常罕见，仅占原发性心脏肿瘤的10%，非霍奇金淋巴瘤的心脏受累比原发性心脏淋巴瘤更常见。几乎所有的原发性心脏淋巴瘤都是弥漫性大 B 细胞淋巴瘤，最常发生在免疫功能低下的患者，主要发生于男性和大于70 岁的老年人。肿瘤主要累及右心房，其次为右心室、左心室、左心房。通常表现为低热、体重减轻、疲惫、肌肉疼痛、盗汗、咳嗽或白细胞增多，并伴有大量心包积液。非霍奇金淋巴瘤预后很差，最常见的死亡原因是失代偿性心力衰竭、淋巴瘤进展、败血症、心律失常和心源性猝死。

心脏淋巴瘤往往包裹脉管系统，渗透心包，包裹冠状动脉。值得注意的是，淋巴瘤有包绕血管的倾向，不会导致血管狭窄；但随着肿瘤的生长，将会吞噬血管系统。

【影像学表现】

1. CT　显示淋巴瘤为多发肿瘤，累及多个心腔，并以右心受累为主，累及心包可出现心包积液。淋巴瘤很少出现坏死或累及瓣膜，与周围心肌比较，肿瘤呈低或等密度。增强扫描肿瘤不均匀强化。有时心包积液为淋巴瘤的唯一影像学表现。

2. MRI 原发性心脏淋巴瘤 MRI 多表现为结节样病灶，T_1WI 为等或低信号，T_2WI 为高信号，增强扫描为均匀或不均匀强化，延迟强化图像可清晰显示肿瘤边缘（图 7-15）。

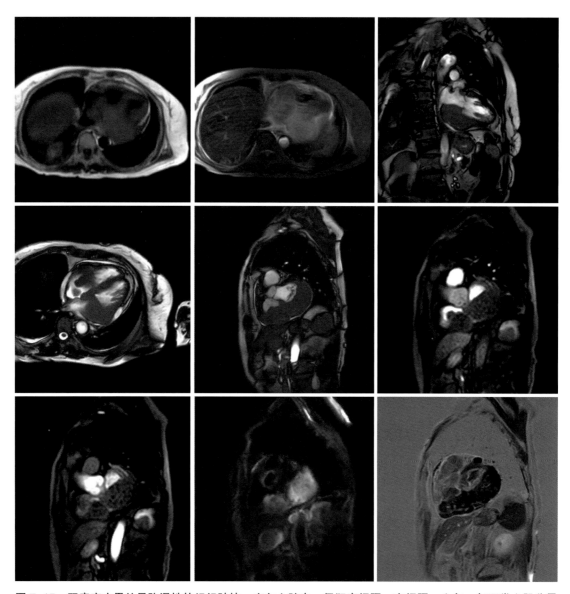

图 7-15 双房室交界处见弥漫性软组织肿块，突向心腔内，侵犯房间隔、室间隔、心包，与正常心肌分界不清，病灶僵硬，不随心动周期运动而运动，信号尚均匀。T_2WI 呈稍高信号，压脂呈稍高信号。心肌电影示双房室交界处见弥漫性软组织肿块，突向心腔内，侵犯房间隔、室间隔、心包，与正常心肌分界不清，病灶僵硬，不随心动周期运动而运动，信号尚均匀。首过灌注肿块灌注低于正常心肌，DWI（弥散加权成像）呈均匀高信号，延迟增强可见散在高信号

【诊断与鉴别诊断】

1. 心房黏液瘤 多位于左心房，且常有蒂附着于房间隔。

2. 脂肪瘤 表面光滑，多有包膜。

3. 弹性纤维瘤 最好发于主动脉瓣上。

4. 横纹肌瘤　好发于心室心肌，患者年龄较小，有的胎儿期可发现。

5. 转移瘤　转移瘤一般有原发病表现。

【比较影像学】

影像学检查在心脏淋巴瘤的诊断中有一定价值，但临床表现特异性不强，综合诊断可以提高诊断率，病理诊断仍然是诊断的金标准。

三、转移瘤

【临床与病理】

转移性肿瘤在成人中比原发性心脏肿瘤更常见。大多数心脏转移患者没有心脏症状，其诊断通常是经尸检得出。心脏转移的途径有直接侵袭、淋巴扩散、血源性扩散、经静脉扩散。恶性心包积液是最常见的转移表现，最有可能是通过淋巴扩散或从邻近组织（如肺、乳房和淋巴结）直接侵入。转移到心脏和心包的最常见肿瘤是肺癌。转移到心脏的其他常见原发肿瘤包括乳腺、肾脏和食管肿瘤，以及淋巴瘤、白血病和黑色素瘤。

【影像学表现】

1. CT　增强 CT 扫描可以显示强化的结节状肿块和增厚的心包，根据受侵犯的血管可判断原发肿瘤的来源。例如，心脏转移瘤向肺静脉延伸，需要考虑支气管来源肿瘤的可能；向下腔静脉延伸需要考虑肾细胞癌或肝细胞癌可能；向上腔静脉延伸需要考虑心脏上方肿瘤，如胸腺癌等。

2. MRI　多为分布于心脏外膜及肌层的占位性病变，大多数转移瘤在 T_1WI 表现为低信号，在 T_2WI 表现为高信号，依原发肿瘤的特点，部分心脏转移瘤可有特异性表现，如骨源性肉瘤可有钙化等。

【诊断与鉴别诊断】

依据患者有原发肿瘤的病史，能鉴别心脏转移瘤和其他疾病。

【比较影像学】

心脏转移瘤的诊断目前仍然主要依靠影像学，超声心动图、CT、MRI 的发展使得即使在没有与心脏有关的症状（如心律失常、心力衰竭）的情况下，也可以及早发现心脏转移，然而病理学诊断仍然是肿瘤疾病诊断的金标准。

参考文献

蔡海云，徐军，施文雅，2011. 超声诊断胎儿颈部水囊状淋巴管瘤的价值 . 中华医学超声杂志 ,8(4):834-837.

陈晓荣，舒锦尔，潘勇浩，等，2017. 心脏粘液瘤的 MRI 表现特征 . 临床放射学杂志 ,36(5):654-657.

陈友刚，李丹，鹿璐，等，2019. 以胸痛为首发症状的成人心脏横纹肌瘤 1 例 . 岭南心血管病杂志 ,25(4):469-471.

戴汝平，2000. 心血管病 CT 诊断学 . 北京：人民卫生出版社：293-296.

杜琰，任芸芸，严英榴，等，2017. 胎儿心脏横纹肌瘤的产前诊断及预后 . 肿瘤影像学，26（3）：211-216.

范舒雅，郭宏伟，2019. 心脏脂肪瘤的影像学特征 . 中国胸心血管外科临床杂志 ,26(6): 606-610.

缑向楠，范军振，程学斌，等，2019. 原发性心脏平滑肌肉瘤 5 例临床病理观察 . 诊断病理学杂志 ,26(11):716-719.

侯小明，郭烽，雷宵，等 ,2014. 左心室未分化肉瘤 ^{18}F-FDG PET/CT 显像 1 例 . 中国医学影像技术 ,30(4): 643-644.

刘坦坦，王映梅，王哲，等，2018.心脏乳头状纤维弹力瘤的临床病理分析.临床与病理杂志,38（2）:307-311.

吕滨，蒋世良，2012.心血管病 CT 诊断.北京：人民军医出版社：157-161.

全开军，舒荣宝，程刘兵，2015.心脏血管瘤一例临床病理及影像学分析并文献复习.中华临床医师杂志,9(1):176-181.

肖新华，李景雷，刘斌，等，2015.原发性心脏血管肉瘤的 CT 及 MRI 表现.中国中西医结合影像学杂志,13(1):7-12.

许崇永，赵雅萍，程建敏，等，2005.心脏横纹肌肉瘤 2 例超声及 CT 所见.中国临床医学影像杂志，16(6):358-359.

杨慧，杨瑞，刘继伟，2019.心脏淋巴管瘤三例 CT 表现并文献复习.临床放射学杂志,38(7):1346-1348.

杨有优，戴汝平，范森，等，2010.儿童心脏横纹肌瘤的 CT 诊断.中华放射学杂志，44（5）：488-490.

尹闻科，宋晓艳，2019.原发性心脏平滑肌肉瘤 1 例及影像学分析.重庆医学,48(18):3233-3235.

张兆琪，2013.临床心血管病影像诊断学.北京：人民卫生出版社：411-424.

赵世华，2011.心血管病磁共振诊断学.北京：人民军医出版社：173-186.

庄严，王添平，常卓琳，等，2018.MRI 对胎儿结节性硬化症的诊断价值.放射学实践，33（10）：1068-1072.

Aguilar C, Soca R, Guillen M, et al, 2017. Cardiac undifferentiated pleomorphic sarcoma incidentally diagnosed during mitral valve replacement. J Card Surg,32(2): 91-92.

Asadian S, Rezaeian N, Hosseini L, et al, 2021. The role of cardiac CT and MRI in the diagnosis and management of primary cardiac lymphoma: A comprehensive review. Trends Cardiovasc Med, 21(34):1-13.

Bajaj S, Nandigam H, Gupta N, et al, 2014. An unusual location of a papillary fibroelastoma. Int J Cardiovasc Imaging, 30(3): 681-682.

Burke A, Jeudy J Jr, Virmani R, 2008. Cardiac tumours: an update: cardiac tumours. Heart, 94(1):117-123.

Burke A, Tavora F, Maleszewski M, et al, 2015. Tumors of the heart and great vessels// Tavassoli FA, Eusebi V. Atlas of Tumor Pathology, Silver Spring (MD): American Registry of Pathology.

Burke A, Tavora F, 2015. Hematologic tumors of the heart and pericardium//Burke A, Tavora F, Maleszewski J, et al, Tumors of the heart and great vessels.Annapolis Junction (MD): American Registry of Pathology: 337-352.

Cottini M, Pergolini A, Gentile P, et al, 2016. Primary cardiac angiosarcoma. J Card Surg, 31(1):63-64.

Deppe AC, Adler C, Madershahian N, et al, 2013. Cardiac liposarcoma—a review of outcome after surgical resection. Thorac Cardiovasc Surg, 62(4):324-331.

Dong E Jr, Hurley EJ, Shumway NE,1962. Primary cardiac sarcoma. Am J Cardiol, 10(6): 871-878.

D'Souza J, Shah R, Abbass A, et al, 2017. Invasive cardiac lipoma: a case report and review of literature. BMC Cardiovasc Disord, 17(1):1-4.

Gotlieb AI, 2008. Cardiac fibromas. Semin Diagn Pathol ,25(1):17-19.

Gowda RM, Khan IA, 2003. Clinical perspectives of primary cardiac lymphoma. Angiology ,54(5):599-604.

Gowda RM, Khan IA, Nair CK, et al, 2003.Cardiac papillary fibroelastoma: a comprehensive analysis of 725 cases. Am Heart J, 146(3): 404-410.

Grgat D, Dilber D, Hrabak Paar M,2023. Common benign primary pediatric cardiac tumors: a primer for radiologists. Jpn J Radiol, 41(5):477-487.

Hamada S, Nishimura T, Hayashida K, et al, 1988. Intracardiac malignant lymphoma detected by gallium-67 citrate and thallium-201 chloride. J Nucl Med , 29(11):1868-1870.

Hoey ET, Mankad K, Puppala S, et al, 2009. MRI and CT appearances of cardiac tumours in adults. Clin Radiol,

64(12):1214−1230.

Hoffmeier A, Sindermann JR, Martens S, et al, 2014. Cardiac tumors—diagnosis and surgical treatment. Dtsch Arztebl Int,111(12):205−211.

Kaji T, Takamatsu H, Noguchi H, et al, 2002. Cardiac lymphangioma: case report and review of the literature. J Pediatr Surg, 37(10):1−3.

Kim EY, Choe YH, Sung K, et al,2009. Multidetector CT and MR imaging of cardiac tumors. Korean J Radiol, 10(2):164−175.

Kong FL, Zhang W, Guo QY, et al, 2018. Multiple well−differentiated cardiac liposarcoma with a concomitant myocardial lipoma: A case report. Mol Clin Oncol, 9(6):617−621.

Krombach GA, Spuentrup E, Buecker A, et al, 2005. Heart tumors: magnetic resonance imaging and multislice spiral CT. Rofo, 177:1205−1218.

Li WD, Teng P, Xu HF, et al, 2015. Cardiac hemangioma: a comprehensive analysis of 200 cases. Ann Thorac Surg, 99(6):2246−2252.

Qian LF, Xu XJ, Henry D, et al, 2019. Cardiac angiosarcoma A case report and review of current treatment. Medicine (Baltimore),98(49): e18193.

Mohammed F, Tan GC, Hor KN, et al, 2020. A case of surgically resected cardiac rhabdomyoma with progressive left ventricular outflow tract obstruction. Cardiovasc Pathol, 49:107226.

Nwachukwu H, Li A, Nair V, Nguyen E, et al, 2011. Cardiac fibroma in adults. Cardiovasc Pathol, 20(4):146−152.

O'Donnell DH, Abbara S, Chaithiraphan V, et al, 2009.Cardiac tumors: optimal cardiac MR sequences and spectrum of imaging appearances. AJR Am J Roentgenol, 193(2):377−387.

Patel SD, Peterson A, Bartczak A, et al, 2014. Primary cardiac angiosarcoma － a review. Med Sci Monit, 20:103−109.

Petrich A, Cho S, Billett H, 2011. Primary cardiac lymphoma: an analysis of presentation, treatment and outcome patterns. Cancer ,117:581－589.

Restrepo CS, Largoza A, Lemos DF, et al, 2005. CT and MR imaging findings of benign cardiac tumors. Curr Probl Diagn Radiol,34(1):12−21.

Samanidis G, Khoury M, Balanika M, et al, 2020. Current challenges in the diagnosis and treatment of cardiac myxoma. Review Article, 78(4):269−277.

Sarkar S, Siddiqui WJ, 2021. Cardiac Rhabdomyoma. StatPearls Publishing LLC.

Shah DJ, 2010. Evaluation of cardiac masses: the role of cardiovascular magnetic resonance. Methodist Debakey Cardiovasc J, 6(3):4−11.

Silver MD, Gotlieb AI, Schoen FJ, 2001. Cardiovascular pathology. Philadelphia: Churchill Livingstone: 399−598.

Travis WD, Brambilla E, Burke AP, et al, 2015. WHO classification of tumours of the lung, pleura, thymus and heart. 4th ed. Lyon (France): International Agency for Research on Cancer (IARC).

Uzun O, Wilson DG, Vujanic GM, et al, 2007. Cardiac tumours in children. Orphanet J Rare Dis, 2:11.

Yadava OP,2012. Cardiac tumours in infancy. Indian Heart J,64(5):492−496.

Yong MS, Brink J, Zimmet AD, 2015. Right ventricular reconstruction after resection of cardiac fibroma. J Card Surg, 30(8):640−642.

第八章

冠状动脉疾病

冠状动脉疾病（coronary artery disease，CAD）是世界上大多数国家人群的主要死亡原因之一。CAD 的危险因素很多，包括饮食因素、肥胖、吸烟、高血压、高血脂和脂蛋白代谢紊乱、糖尿病、慢性肾病、家族史。CAD 主要指的是冠状动脉粥样硬化性心脏病，包括稳定型心绞痛、不稳定型心绞痛、非 ST 段抬高心肌梗死、ST 段抬高心肌梗死，以及心源性猝死、缺血性疾病等。心绞痛主要表现为胸部或邻近部位疼痛，由心肌缺血引起，多为劳累所致，与心肌功能障碍有关。典型心绞痛疼痛时间较短，仅数分钟，通过休息或含服硝酸甘油症状可有所好转。

第一节　冠状动脉影像解剖

冠状动脉（coronary artery）主要供应心肌和传导系统，其血流量占心输出量的 4% ～ 5%。冠状动脉的血液灌流发生在心脏舒张期或舒张早期，这与体内的其他动脉不一样。心脏收缩结束后，主动脉近段的血液倒流入冠状动脉。

冠状动脉的分段：冠状动脉分为两大主干，即左、右冠状动脉。左冠状动脉（LCA）开口于左冠状窦内，包括左主干（LM）、左前降支（LAD）、左回旋支（LCX）。LAD 走行在室间沟，分支差异较大，包括间隔支、第一对角支（D1）或中间支，第二和第三对角支（D2、D3），第一、第二及第三钝缘支（OM1、OM2、OM3），供给部分左心室、右心室前壁、室间隔前 2/3 的血液。右冠状动脉（RCA）起自右冠状窦，通过右房室沟，穿行至室间隔下部，包括左室后支（PLVB）、后降支（PDA）、圆锥支（C）、右房支（RAB），第一、第二、第三右室支（RVB1、RVB2、RVB3），锐缘支（AMB），供应右心房、右心室前壁与心脏膈面的大部分血液。右优势型为主，占人群的大部分，即 RCA 延续为 PDA，供应左室下壁及室间隔下部（图 8-1 至图 8-3）。

冠状动脉变异发生率约 1%，可能会导致心肌缺血及猝死，所以冠状动脉变异的早发现和早诊断很重要。冠状动脉变异可分为起源变异、走行变异、终点变异。例如，左冠状动脉或左主干起源变异，自右冠状窦发出，于主、肺动脉之间走行，可因左冠状动脉主干或左主干受压，导致心肌缺血，甚至猝死。

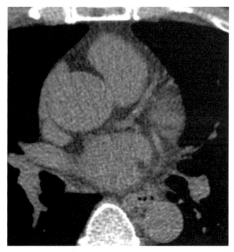

图 8-1 正常冠状动脉 CT

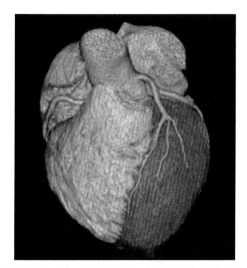

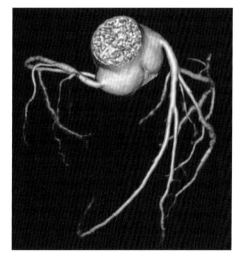

图 8-2 冠状动脉 CTA 重建 - 容积再现（VR）图像 图 8-3 冠状动脉 CTA 重建 - 冠状动脉树图像

第二节 冠状动脉疾病 CT/MRI 影像诊断

一、冠状动脉先天性发育异常

【临床与病理】

1. 冠状动脉先天性发育异常概述 文献报道，冠状动脉先天性发育异常在人群中的发病率为 0.3% ～ 1%，可以诱发心绞痛，严重者甚至猝死。在显示冠状动脉开口、走行异常及心肌桥等方面，CT 优于冠状动脉造影。

2. 常见冠状动脉先天性发育异常

（1）开口起源异常

1）开口于升主动脉：发病率约为 6%（图 8-4）。

2）多个开口：左冠状动脉前降支开口于左冠状窦，回旋支也单独开口于此处。

3）单开口（冠）畸形：左、右冠状动脉共同开口于右冠状窦，回旋支于前降支的中段分出。

4）冠状动脉起源于肺动脉：左冠状动脉起源于肺动脉。

5）某支冠状动脉从另一冠状窦发出：较常见的是右冠状动脉起自左冠状窦（图 8-5）；前降支或回旋支起自右冠状窦。

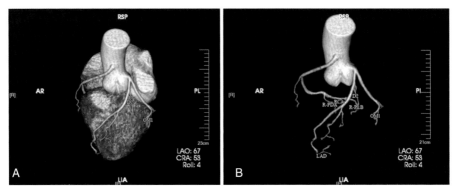

图 8-4　冠状动脉先天性发育异常——右冠状动脉高位起源

A.冠状动脉容积再现图像；B.冠状动脉树 CT 图像

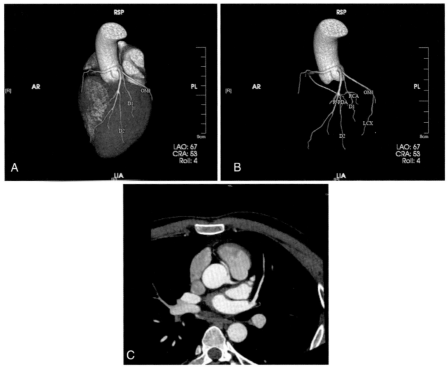

图 8-5　右冠状动脉发自左冠状动脉窦，近段纤细

A.冠状动脉容积再现图像；B.冠状动脉树 CT 图像；C.冠状动脉 CT 横断面

（2）走行异常

1）冠状动脉心肌桥：冠状动脉走行于心肌内，由心肌包绕的冠状动脉称为心肌桥（myocardial bridging）。

2）副冠状动脉：指除了正常的冠状动脉之外，在冠状动脉窦或者主动脉根部另外发起的一支冠状动脉。

（3）终点异常

1）冠状动脉瘘：指冠状动脉引流到异常部位（图8-6），根据部位分为左心房瘘、右心房瘘和右心室瘘。

2）拱状冠状动脉：罕见，为左冠状动脉系统与右冠状动脉系统直接交通。

3）冠状动脉与心包外血管的异常交通：常与支气管动脉、肋间动脉、内乳动脉、膈肌动脉或主动脉交通（图8-7）。

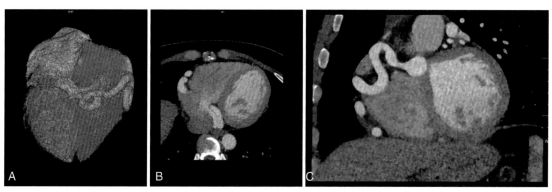

图8-6　右冠状动脉－冠状静脉瘘，右冠状动脉迂曲扩张，瘘口进入冠状静脉窦，VR清晰显示增粗迂曲的右冠状动脉及瘘口

A. VR；B. CT横断面；C. MPR

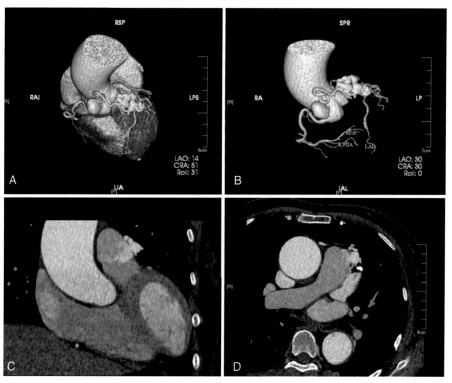

图8-7　左冠状动脉－肺动脉瘘，伴交通支瘤样扩张

A. VR；B. 冠状动脉树CT图像；C. 多平面图像重组；D. 冠状动脉CT横断面

二、冠状动脉瘤

【临床与病理】

冠状动脉瘤是指冠状动脉管腔异常增宽，其直径超过邻近正常冠状动脉管腔直径的 1.5 倍。该病分为先天性和后天性两大类。后天病因常为动脉硬化、川崎病、亚急性心内膜炎、夹层动脉瘤、外伤等。其中，冠状动脉粥样硬化是引起冠状动脉瘤的主要病因，其次是先天性冠状动脉发育异常和感染性病变。

冠状动脉瘤分类：按病因可分为先天性和后天性；按血管壁构成分为真性冠状动脉瘤和假性冠状动脉瘤；按形态分为囊状冠状动脉瘤和梭形冠状动脉瘤。

【影像学表现】

冠状动脉造影及冠状动脉 CTA 检查均可显示冠状动脉管腔异常增宽，表现为局限性或弥漫性，最宽处管腔超过邻近正常管腔的 1.5 倍，累及长度不超过该血管的一半。瘤体形态可表现为囊状、梭形、不规则形或者弥漫性扩张。瘤内可伴有血栓形成所致的充盈缺损，瘤壁可见钙化。

MRI 属于无创检查，血液流速快，因流空效应呈低信号，而动脉瘤内血液流速慢，增强 MRI 显示高信号，从而区分瘤腔和瘤体。

依据冠状动脉扩张范围分为 4 型：Ⅰ 型为 2 支或 2 支以上血管扩张，扩张呈弥漫性；Ⅱ 型为 2 支血管扩张，分别为弥漫性和局限性扩张；Ⅲ 型为单支血管扩张，扩张呈弥漫性；Ⅳ 型为单支血管扩张，扩张呈局限性。

【诊断与鉴别诊断】

在临床上，冠状动脉瘤需要和冠状动脉粥样硬化性心脏病相鉴别，两者症状相似，从影像学上鉴别简单，冠状动脉瘤表现为冠状动脉管腔局限性或弥漫性增宽，而冠状动脉粥样硬化性心脏病影像学表现为冠状动脉管腔狭窄。

【比较影像学】

冠状动脉造影同冠状动脉 CTA 一样，都可以协助诊断冠状动脉瘤，但其缺点是有创。

三、冠状动脉粥样硬化

【临床与病理】

冠状动脉粥样硬化（coronary atherosclerosis，CA）疾病发展过程是动态的。当动脉粥样硬化斑块在血管壁中发展时，动脉会经历重塑，其中动脉的腔内区域和斑块区域没有线性相关。斑块中可能存在炎症过程和新血管。斑块破裂后，可能形成血栓，加重疾病或引起急性冠脉综合征。稳定的斑块可能变得不稳定，不稳定的斑块可能变得稳定。

其病理特点是冠状动脉重塑，病变主要分布在大冠状动脉近端，其演变过程为脂质条纹期、斑块纤维化期、粥样斑块期。斑块的继发改变包括出血、破裂、血栓、钙化、动脉瘤及管腔变窄。通常薄的纤维帽、巨大脂质核坏死、斑块炎症、出血和溃疡提示其易损。

动脉粥样硬化斑块的病理分型：Ⅰ 型，多个泡沫细胞形成；Ⅱ 型，泡沫细胞形成脂纹；Ⅲ 型，含有细胞外脂质的粥样斑块；Ⅳ 型，粥样斑块形成期；Ⅴ 型，粥样斑块纤维期；Ⅵ 型，复杂斑块，伴血栓、出血或溃疡；Ⅶ 型，斑块内钙化；Ⅷ 型，不含脂质的纤维斑块。

【影像学表现】

冠状动脉 CTA 检查：在平扫中只表现为沿冠状动脉走行的高密度钙化影（图 8-8），CTA 检查通常表现为管腔偏心性点状改变、结节状或片状充盈缺损或管腔完全堵塞，管壁常为局限性、节段性或弥漫性增厚改变。

冠状动脉造影显示病变段管腔偏心性狭窄或管腔完全闭塞，管腔粗细不规则或呈瘤样扩张。血流于狭窄近端流速减慢，远端血管显示延迟；血管闭塞，管腔增宽伴侧支循环形成，导致远端的血管不显示和（或）侧支循环血管逆行充盈。

磁共振冠状动脉血流成像（MRA）：冠状动脉血液流速较慢，湍流或侧支血管少见，MRA 上显示为条形高信号。冠状动脉显示为信号减低、信号消失或管壁不均匀增厚。

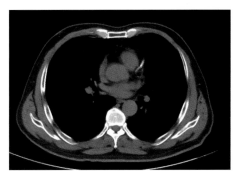

图 8-8　左前降支管壁钙化

【比较影像学】

冠状动脉 CTA 和冠状动脉造影是诊断该病的常见检查方法，冠状动脉造影是金标准，但其缺点是有创，所以临床上多选择冠状动脉 CTA 作为首选筛查方法。

四、冠状动脉心肌桥

【临床与病理】

冠状动脉心肌桥属于先天性发育变异，为心肌包裹冠状动脉段，在一些患者中，心肌桥的存在是良性的，仅在尸检中偶然发现。然而，在其他患者中，心肌桥可导致收缩期间冠状动脉受压和舒张松弛延迟，导致心肌缺血。这种缺血反过来又可导致心肌梗死、室性心律失常和心源性猝死。心肌桥也与动脉粥样硬化的发病率增加有关。

心肌桥分类：可根据深、浅进行分类，前室间动脉位于室间沟内并且如果心肌桥垂直或以锐角穿过动脉，则被归类为"浅表类"；若前室间动脉位于室间隔内并偏向右心室，则可归为"深层类"。

【影像学表现】

冠状动脉 CTA 成像能显示心肌桥的形态，这是一种无创检查方法。通过收缩和舒张期壁间冠状动脉的形态改变来判断冠状动脉功能。冠状动脉造影是心肌桥主要检查手段，表现为一过性管腔狭窄。

【诊断与鉴别诊断】

心肌桥的诊断标准是在收缩期中冠状动脉表现为一过性狭窄，且在同一层面中出现两处以上，即收缩期时某一段冠状动脉管腔显影变得模糊、管腔局部狭窄，而当心脏舒张时，冠状动脉管腔恢复正常，也就是出现所谓的"挤奶现象"。但是在冠状动脉造影时，有些心肌桥并不出现如此典型征象，所以会导致漏诊。

第三节　冠状动脉钙化积分

一、冠状动脉钙化的计量方法

冠状动脉钙化（coronary artery calcification，CAC）指的是冠状动脉壁上的高密度斑块，CT 值 > 130 HU。运用后期处理软件自动识别冠状动脉分支即左主干、前降支、回旋支和右冠状动脉的钙化斑块，得出各支的 Agatston 积分，然后将这些积分相加就可得到该患者的总钙化积分。

二、冠状动脉钙化积分的临床应用

冠状动脉钙化（CAC）是冠状动脉粥样硬化的高度特异性特征。基于大量的研究，CAC 积分已成为一种广泛可用、一致且可重复的风险评估方法，主要评估心血管，尤其适用于无症状人群规划他汀类药物和阿司匹林等初级预防干预措施（表 8-1）。冠状动脉钙化是心血管风险标志物，在正常人群中能预测心血管风险程度。

表 8-1　计算钙化积分的方法

方法	定义	优点	缺点
体积积分	∑ 积分 = ∑ 各支冠状动脉钙化面积 × 层厚（mm³）	重复性好，变异度小	仅计算钙化体积
质量积分	∑ 积分 = ∑ 各支 Agatston 积分 / 钙化面积	重复性好，变异度小	仅计算钙化重量
Agatston 积分	∑ 积分 = ∑（钙化面积 × 钙化密度赋分*）	临床最常用，计算钙化密度	重复性差，变异度大

* 钙化密度赋分：CT 值 1 ～ 199HU 计 1 分，CT 值 200 ～ 299HU 计 2 分；CT 值 300 ～ 399HU 计 3 分；CT 值 > 400HU 计 4 分。

参考文献

陈洁,陈妙,应一樱,等,2019.冠状动脉钙化积分对于透析患者心血管事件发生风险的预测价值.中华全科医学,17(11):1856-1859.

陈锐,赖小平,赵文勇,等,2019.冠状动脉发育异常并心肌桥猝死 1 例.中国法医学杂志,34(4):390-391,419.

葛均波,黄浙勇,2009.冠状动脉扩张的认识现状.中国临床医学,16(3):325-328.

李岳环,张海波,2015.冠状动脉肌桥的诊疗进展.心肺血管病杂志,34(6):519-521.

梁拥辉,李兴富,杨絮,等,2010.冠状动脉粥样硬化斑块的多层螺旋 CT 的影像表现分析.黑龙江医药科学,33(6):14-15.

鲁锦国, 吕滨, 戴汝平, 等, 2009. 64 层螺旋 CT 冠状动脉钙化积分的再认识. 放射学实践,24(8):854-858.

徐琼, 樊树峰, 滕皋军,2011. 颈动脉粥样硬化的高分辨磁共振成像临床研究进展. 中华临床医师杂志 (电子版),5(23):7038-7041.

俞晓薇, 谢刚, 华琦,2011. 基层冠状动脉瘤样扩张的临床表现与影像学分析. 中国误诊学杂志 ,11(16):3822.

赵斌, 姚建, 黎文镇, 等, 1996. MRI 诊断冠状动脉瘤一例. 中国医学计算机成像杂志 ,(3):209.

Boudoulas KD, Triposciadis F, Geleris P, et al, 2016. Coronary atherosclerosis: pathophysiologic basis for diagnosis and management. Prog Cardiovasc Dis,58(6):676-692.

Greenland P, Blaha MJ, Budoff MJ, et al, 2018. Coronary Calcium Score and cardiovascular risk. J Am Coll Cardiol, 72(4):434-447.

Simry W, Al Kindi H, Sedky Y, et al, 2021. Congenital coronary aneurysm: unusual presentation of myocardial ischemia in children. World J Pediatr Congenit Heart Surg,12(1):133-135.

第九章

头颈动脉疾病

第一节　头颈动脉影像解剖

一、颈内动脉分段

颅脑和颈部血管主要供应大脑前部的血液。颈内动脉起自颈总动脉。右颈总动脉是无名动脉的分支之一，自主动脉发出，位于上胸部的右锁骨后面。左颈总动脉直接起自主动脉弓。颈内动脉有几个组成部分：颈段（C1）、岩骨段（C2）、破裂孔段（C3）、海绵窦段（C4）、床突段（C5）、眼或床突上段（C6），以及交通段或终末段（C7）。在颈部，颈内动脉的颈段不产生任何分支，然而它在大脑内会发出几个分支，深入大脑组织（图9-1）。最重要的分支来自交通或终末部分，包括后交通动脉、脉络膜前动脉和颈内动脉终末支。

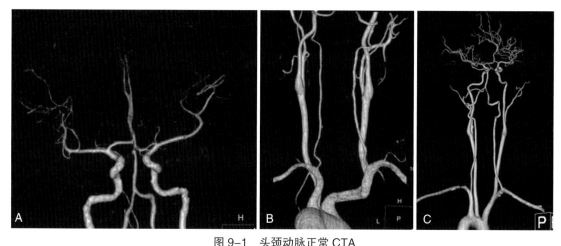

图9-1　头颈动脉正常CTA

A.脑动脉的容积再现图像；B.颈动脉容积再现图像；C.脑动脉＋颈动脉容积再现图像

二、脑动脉分段

大脑动脉的主要构成是大脑动脉环，即Willis环，由两侧颈内动脉终段、大脑前动脉、大脑后动脉和前、后交通动脉吻合而成（图9-1）。

大脑前动脉分为5段：A1，水平段；A2，上行段；A3，膝段；A4，胼周段；A5，终段。

大脑中动脉分为5段：M1段，该段发出"豆纹动脉"；M2段，岛叶段或回旋段，于岛叶表面走行，向后上呈"U"形；M3段，侧裂段，先在大脑半球表面走行，主要分支包括眶额动脉、额顶升或中央沟动脉、中央前沟及中央后沟动脉；M4段，分叉段，包括角回动脉、顶后及颞后动脉；M5 段，终末支，角回动脉。

大脑后动脉分为 4 段。P1 段，起始段，走行至中脑腹侧，该段中央小动脉较多，主要提供中脑和下视丘的血液。P2 段，环绕中脑向后走行，主要发出脉络膜后动脉。P3 段和 P4 段，终末支，P3 段位于颞叶，称颞支；P4 段位于枕叶，称枕支，发出顶枕沟及距状沟动脉，P3 段比 P4 段位置高。

第二节　头颈动脉血管疾病 CT/MRI 影像诊断

一、颅内动静脉畸形

【临床与病理】

颅内动静脉畸形（intracranial arteriovenous malformation，IAVM）是由动脉供血并由静脉引流而没有介入毛细血管的发育不良血管（病灶）缠结在一起，在动静脉系统之间形成高流量、低阻力的分流畸形。它是年轻人脑内出血的重要原因。近年来，随着 CTA、DSA 和 MRI 检查的广泛应用，IAVM 检出率不断增加。

【影像学表现】

1. CT　平扫呈局灶性形态不规则等、低或等、高混杂密度影，边界不清，常伴有大小及形态不一的钙化，可伴有局部脑萎缩；增强后可见聚集的畸形血管，呈团状，并可见走行迂曲、增粗的高密度血管影，提示供血动脉、引流静脉。

2. MRI　T_1WI、T_2WI 均呈现流空的无信号暗区，形如"蚓团状"（图 9-2），增强扫描病灶明显强化，可见畸形血管团。

3. DSA　可明确诊断，能显示 IAVM 的供血动脉、引流静脉。

【诊断与鉴别诊断】

CT 和 MRI 增强均可诊断该病。两种检查方法都能显示异常扭曲的血管团，病变周围没有水肿，占位效应不显著。确诊手段是 DSA。该病需与静脉畸形、海绵状血管瘤、高血供胶质瘤等相鉴别。

【比较影像学】

确诊手段是 DSA，但其缺点是有创性、费用高、易发生不良反应。随着 MRI 技术的不断提高，运用 MRI 诊断 IAVM 的能力大大提高。

二、颅内动脉瘤

【临床与病理】

颅内动脉瘤（intracranial aneurysm，IA）的特征是动脉壁局部结构改变，使内膜弹性层丧失和中膜破裂，颅内动脉瘤发生率可达 5%，较为严重的结果是引发蛛网膜下腔出血。除了颅内动脉瘤的先天性原因，诱发因素主要包括炎症、血流动力学变化。其中大脑中动脉动脉瘤比较常见。

【影像学表现】

1. CT　对于较小的动脉瘤，CT 扫描并不是很敏感，其阳性率不高，仅部分可表现为等或略高密度，表现为圆形或条索样。根据瘤腔内有无血栓，其 CT 表现也不同。

（1）无血栓形成：小病灶，平扫不易发现；大病灶，平扫呈高密度，圆形；增强强化明显，程度均匀一致，边界清，边缘光滑，没有周围水肿。CTA 显示与动脉相交通的瘤体（图 9-3）。

（2）含部分血栓：平扫不均匀，中心等密度或略高，边缘环绕高密度影。增强后表现为"靶征"。

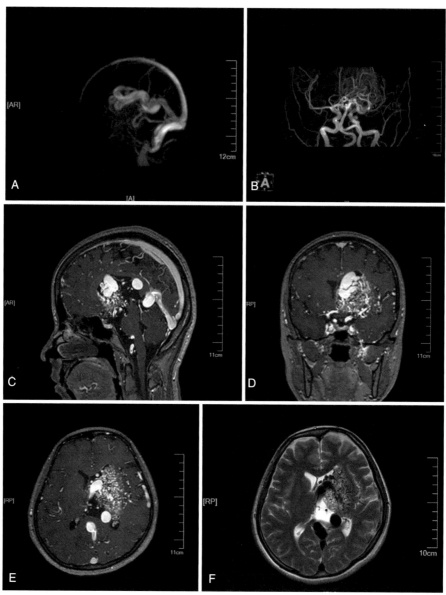

图 9-2　MRV，粗大迂曲畸形血管与下矢状窦相连（A）；MRA，粗大迂曲畸形血管与左侧大脑中动脉及左侧大脑后动脉相连（B）；矢状位 T$_1$WI 增强，颅内多发增粗迂曲的强化血管影，局部与下矢状窦相连（C）；冠状位 T$_1$WI 增强，颅内多发增粗迂曲的强化血管影，左侧侧脑室显示不清（D）；轴位 T$_1$WI 增强，颅内多发增粗迂曲的强化血管影（E）；轴位 T$_2$WI，胼胝体、左侧侧脑室及左侧放射冠多发流空信号（F）

A. MRV；B. MRA；C. 矢状位 T$_1$WI 增强；D. 冠状位 T$_1$WI 增强；E. 轴位 T$_1$WI 增强；F. 轴位 T$_2$WI

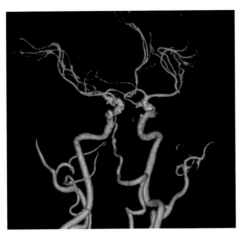

图 9-3　CTA 示左侧后交通动脉动脉瘤

（3）完全血栓化：平扫表现类似无血栓者，可见弧形钙化瘤壁。增强后腔内不强化，壁强化。

2. MRI　无血栓者，T_1WI、T_2WI 呈无信号，边界清，呈圆形、椭圆形或者菱形，增强强化均一，载瘤动脉显影。含血栓者，T_1WI、T_2WI 信号变混杂，MRA 可显示动脉瘤数量、部位、大小、形状及其与载瘤动脉的关系。

3. DSA　显示动脉瘤的部位、数量、大小、形状、与载瘤动脉的关系。颅内动脉瘤形态呈囊状、梭形、边缘光滑，可见与动脉交通的蒂。

【诊断与鉴别诊断】

需要与该病进行鉴别诊断的主要是脑膜瘤，脑膜瘤有显著占位效应，且常会有邻近骨质发生改变，而动脉瘤占位不明显，且不会导致邻近骨质改变。脑膜瘤 CT 平扫中多见钙化，呈点状，而动脉瘤钙化多呈块状；强化后，脑膜瘤强化程度显著均一，见脑膜尾征，而动脉瘤强化程度近似血管，没有脑膜尾征，部分动脉瘤内包含血栓，呈无强化低密度灶。

【比较影像学】

CTA、MRA、DSA 均可用于诊断颅内动脉瘤，颅内动脉瘤合并附壁血栓时，CTA 显示更佳。其中，DSA 是诊断颅内动脉瘤的金标准。

第三节　颈动脉粥样硬化

【临床与病理】

颈动脉粥样硬化是一种脂质和炎症共同驱动的动脉疾病，其特征是血管壁中斑块的逐渐积累。易损斑块由坏死核心构成，内含丰富脂质，具有薄纤维帽，可能会破裂并引发血栓形成，从而导致心脏缺血（心脏病发作）或脑卒中等疾病。斑块好发部位包括颈总动脉分叉部、颈内及颈外动脉起始段。有研究指出，颈动脉狭窄程度超过 50% 的患者，若伴有纤维帽变薄或破裂、斑块出血等改变，则其与脑卒中的发生密切相关。

【影像学表现】

颈动脉粥样硬化斑块的影像学成像用于检测斑块溃疡时，MRI 的优点在于能够显示斑块的纤维帽，表现为明亮管腔和灰色斑块间的低信号影，若低信号影消失，则代表纤维帽破裂，导致溃疡。颈动脉粥样硬化在 CTA 中也可显示为管腔的局部狭窄。

【比较影像学】

DSA 被认为是评估颈动脉疾病的金标准，但它是介入性的，并且具有相关的脑卒中风险。另外，CTA 或 MRA 等非侵入性横断面成像模式的出现和广泛应用为 DSA 提供了一种有价值的替代方案，利用它们可以准确观察动脉粥样硬化斑块的范围和大小、血管壁情况及管腔狭窄程度，为 DSA 提供了出色的空间分辨率和高精度（图 9-4 及图 9-5）。

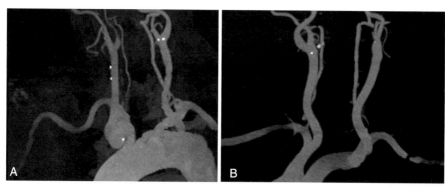

图 9-4　CTA 示双侧颈总动脉管壁散在钙化灶

A、B.颈动脉容积再现图像

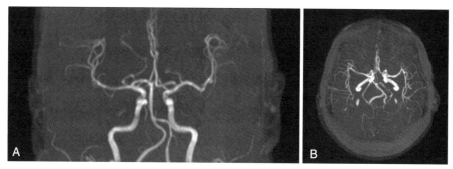

图 9-5　颅内动脉硬化 MRA

A、B.颅内动脉 MIP 重建图像

参考文献

戴伟英 , 靳松 ,2007.颅内静脉畸形的影像学诊断及其评价 . 实用放射学杂志 ,(7):883-885.

王焱辉、张兆琪、吕飙 ,2007.64 层螺旋 CT 检测冠状动脉粥样硬化斑块的初步研究 . 中华放射学杂志 ,41(1): 1189-1193.

徐庆云 , 陈爽 ,2000.颅内动静脉畸形的影像学对照研究 . 实用医学杂志 ,(2):101-103.

Homburg PJ, Rozie S, van Gils MJ,et al,2011.Association between carotid artery plaque ulceration and plaquecomposition evaluated with multidetector CT angiography. Stroke,42(2):367-372.

Randoux B,Marro B,Koskas F,et al,2001. Carotid artery stenosis prospective comparison of CT,three-dimensional gadolinium-enhanced MR and conventional angiography. Radiology, 220(1): 179-185.

Takaya N, Yuan C, Chu B, et al, 2006.Association between carotid plaque characteristics and subsequent ischemic cerebrovascular events:a prospective assessment with MRI-initial results.Stroke, 37(3):818-823.

Visscher M, Moerman AM, Burgers PC, et al,2019. Data processing pipeline for lipid profiling of carotid atherosclerotic plaque with mass spectrometry imaging. J Am Soc Mass Spectrom, 30(9):1790-1800.

第十章

主动脉疾病

主动脉疾病（aortic disease）是血管正常结构遭到破坏所导致的，多见于中老年人，由于病因及发病机制复杂多样，其临床症状也有显著差异。其致病原因包括先天性和获得性两类。

第一节　主动脉影像解剖

一、主动脉的组成

主动脉由左心室发出，根据其走行和位置可将其分为以下几部。

（一）主动脉根部

由主动脉窦、主动脉瓣环和瓣叶构成，主动脉左、右窦分别发出左、右冠状动脉，主动脉根部右方为右心耳，后方为左心房。

（二）升主动脉

窦管交界区起始，终至无名动脉起始处，起于胸骨左侧中间水平后方，于右侧第 2 胸肋关节处沿着水平走行，即主动脉弓部（图 10-1A）。上腔静脉位于升主动脉右侧，后方为肺动脉右支、右侧肺静脉、右侧主支气管。

（三）主动脉弓

自无名动脉起始处到气管和食管左侧，于胸 4 椎体下缘水平移行为降主动脉，走行于气管前方，起始部横径较大，末端略小，称为主动脉峡部。主动脉发出无名动脉、左侧颈总动脉和左侧锁骨下动脉，由右向左排列。

（四）降主动脉

以位于膈肌处的主动脉裂孔为分界，上方称胸主动脉，下方称腹主动脉。降主动脉是以左侧锁骨下动脉起始部和主动脉峡部作为起点，顺着脊柱左侧前面走行到胸 12 椎体水平（图 10-1B），穿过膈肌的主动脉裂孔进入腹部，移行为腹主动脉，到腰 4 椎体下缘水平发出分叉，分为两侧髂总动脉。

二、主动脉的解剖变异

主动脉的解剖变异系指主动脉发育异常，常见的变异有先天性主动脉缩窄（coarctation of the aorta，CA）、先天性主动脉弓离断（interruption of the aortic arch，IAA）及主动脉弓变异。

主动脉缩窄的部位大多数在主动脉弓远端与胸主动脉降段连接处，邻近动脉导管或动脉韧带区，极少数病例缩窄段可位于主动脉弓、降主动脉（图 10-2）。该病在先天性心脏病的占比达 5%～8%，男性常见，可为单一畸形，也可合并其他畸形如动脉导管未闭（图 10-3）、室间隔缺损等。根据病理解剖结合临床特征可分为两型（表 10-1）。

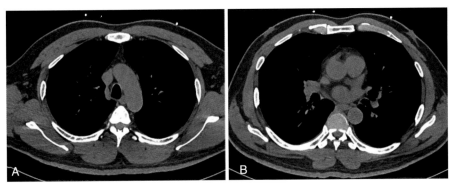

图 10-1　主动脉正常解剖 CT

A. 主动脉弓正常解剖 CT 图；B. 降主动脉正常解剖 CT 图

表 10-1　主动脉缩窄分型

分型		特点
单纯型		缩窄位于主动脉峡部，动脉导管闭合，无其他心内畸形
复杂型	Ⅰ型	缩窄部位在左侧锁骨下动脉起始部近端主动脉弓或者左侧锁骨下动脉
	Ⅱ型	合并动脉导管未闭或室间隔缺损等畸形

主动脉弓离断指主动脉弓近侧弓、远侧弓和峡部任何部位的完全中断，所谓主动脉弓离断三联征指的是主动脉弓离断、动脉导管未闭、室间隔缺损。根据离断部位，主动脉弓离断分为 3 型（表 10-2）。

表 10-2　主动脉弓离断分型

分型	主动脉弓离断部位
A 型	位于左锁骨下动脉远心段
B 型	位于左颈总动脉和左锁骨下动脉之间
C 型	位于无名动脉和左颈总动脉之间

常见的主动脉弓变异：①无名动脉和左侧颈总动脉两者同干，占 25%；②左侧颈总动脉由无名动脉干发出（即牛型主动脉弓），占 7%；③左侧椎动脉起自主动脉弓，位于左侧颈总动脉和左侧锁骨下动脉之间，占 5%；④左位主动脉弓同时合并迷走右侧锁骨下动脉，占 0.4%～2%。另外，还有一些少见变异，如主动脉弓位于右侧、右位主动脉弓伴镜位影像分支、双主动脉弓等。

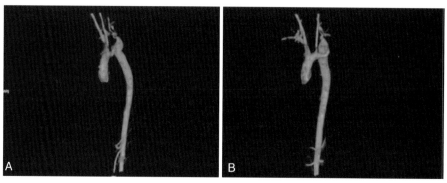

图 10-2　主动脉缩窄、迂曲（A）；主动脉狭窄，左侧锁骨下动脉起始处扩张（B）

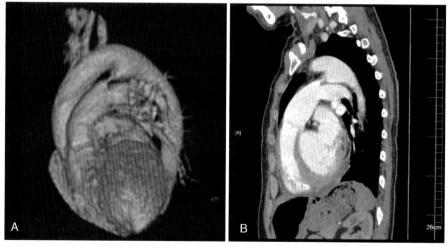

图 10-3　矢状位增强 CT 显示动脉导管未闭（A）；VR 清晰显示动脉导管未闭（B）

第二节　主动脉疾病 CT/MRI 影像诊断

一、主动脉瘤

主动脉瘤（aortic aneurysm，AA）指由各种病因所致主动脉管壁结构破坏，进一步引起管腔节段性或弥漫性增宽，达到正常管腔的 1.5 倍及以上。临床上的主要病因是动脉粥样硬化，此外还包括感染性、先天性、外伤性、梅毒性及特发性原因等。突发剧烈疼痛为动脉瘤扩大甚至破裂的主要表现，任何原因的主动脉瘤，若不及时治疗，都有可能发生破裂而导致死亡。主动脉瘤有两种分类方法：①按发生部位可分为升主动脉瘤、胸降主动脉瘤、腹主动脉瘤；②按病理解剖和管壁组织成分可分为真性动脉瘤和假性动脉瘤两类。

（一）真性动脉瘤

真性动脉瘤（true aneurysm）是指由于血管壁中层弹性纤维变性或破坏而形成动脉壁局部薄弱区，然后由血流的快速冲击导致管腔壁节段性或者全层向外侧膨胀形成的动脉瘤。

【影像学表现】

CTA 是目前诊断主动脉瘤的主要手段，征象主要包括以下几种。①主动脉管腔增宽：是正常管腔直径的 1.5 倍以上，或者管腔直径超过 4cm（图 10-4）；②动脉瘤的形状和特点：多呈囊形、梭形或者梭囊形，与主动脉腔相连续（图 10-5），无明确瘤颈和内膜片；③主动脉管壁不均匀增厚：同时合并广泛的粥样硬化和溃疡形成；④动脉瘤血管内多合并附壁血栓：血栓呈偏心性，形态不规则；⑤周围分支血管受累情况；⑥对邻近器官的压迫情况；⑦瘤体是否破裂穿通：如心包区、胸腔内及腹腔内出现液体，液体增强后可见强化，提示主动脉瘤破裂可能。

MRA 可显示瘤体的大小、形状、累及范围、分型、是否合并附壁血栓，瘤体与周围较大的分支血管的情况，同 CTA 比较，其优点是不用注射对比剂。但因 MRI 检查时间较长，不适合急诊而较少采用。

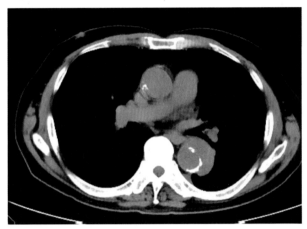
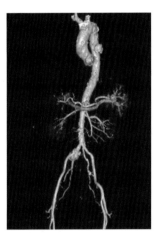

图 10-4 主动脉瘤 CT　　　　图 10-5 主动脉瘤 CTA 重建

【诊断与鉴别诊断】

CTA、MRA 对该病的诊断不难，但需要注意的是动脉瘤的部位、累及大分支血管情况、动脉瘤瘤腔，以及瘤壁和瘤体周围情况（如瘤腔内附壁血栓、瘤壁增厚及钙化、瘤体破裂、夹层等）、瘤体周围出血与否、有无血肿，对周围器官是否造成压迫。该病主要同老年性主动脉迂曲、增宽相互鉴别，后者管腔呈弥漫性增宽，并且增宽的程度相对较轻。

（二）假性动脉瘤

假性动脉瘤（false aneurysm）指由各种原因引起的主动脉管壁破裂、损伤，血液外溢形成血肿，瘤壁由血管周围结缔组织、血栓构成。急性的突然发生的剧烈的胸背区疼痛是其主要临床表现。

【影像学表现】

CTA 征象主要包括以下几种。①动脉瘤的位置：位置不固定，但主动脉弓及弓降部更常见；②动脉瘤的形态和特征：瘤体通常较大，形态不规则，常有与主动脉成角的"瘤颈"，为外穿的破口形成，与主动脉连通的瘤腔可见对比剂充盈，瘤腔内附着大量血栓（图 10-6）；③瘤体累及大分支动脉情况；④瘤体对周围组织的压迫情况，当主动脉形成较大血肿时，如果压迫气管、肺、食管或者肾等器官，会造成相应器官的位置偏移、管腔变窄、阻塞或者肺组织膨胀不全等。

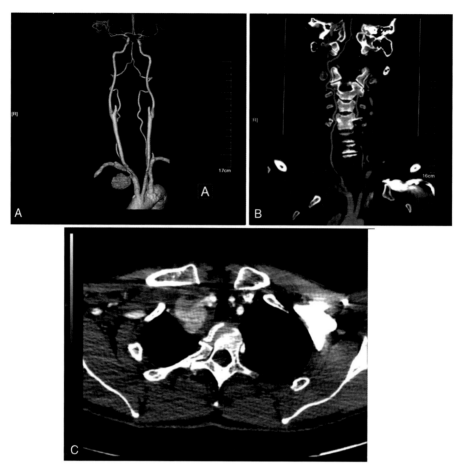

图 10-6 （A）VR 显示右侧锁骨下动脉局部突出的窄颈假性动脉瘤；（B）曲面重组图像显示右侧锁骨下动脉假性动脉瘤的瘤颈窄，密度低；（C）轴位增强 CT 显示右侧锁骨下动脉假性动脉瘤，破口伴周围血肿

　　MRA 和 CTA 有相同的价值，但因 MRI 检查时间较长，不适合急诊而较少采用。

【诊断与鉴别诊断】

　　假性和真性动脉瘤的区别：主要是假性动脉瘤内血管壁缺少正常结构，仅有血肿与周围组织粘连的纤维组织，与主动脉壁不相延续，会形成破口。如果血肿同主动脉管腔相通，其中心部位可以显影，伴大量附壁血栓形成，瘤体对主动脉真腔呈不同程度压迫而导致狭窄；若血肿未与主动脉腔相通，则应与主动脉旁的占位病变相鉴别，如纵隔肿瘤、纵隔型肺癌、腹部肿瘤等。而真性动脉瘤的瘤壁结构是正常的，瘤壁同主动脉腔相连续，呈瘤样增宽，没有破口形成。

【比较影像学】

　　超声心动图、CTA 及 MRA 等无创性检查均可诊断主动脉瘤。超声心动图简便、快捷，可直接观察升主动脉瘤，但对降主动脉瘤的诊断受限。CTA 和 MRA 是诊断主动脉瘤的常见方法。结合三维重建技术可以更加直观、多角度地将病变及其与周围器官的解剖关系展现出来。CTA 空间分辨率高，扫描时间短，适用于急重症患者。MRI 无辐射，但因 MRI 检查时间较长、价格较高，不适合急诊而较少采用。

二、急性主动脉综合征

（一）主动脉夹层

【临床与病理】

主动脉夹层（aortic dissection，AD）指各种原因引起主动脉的内膜撕裂或者中膜的弹性纤维层出现病变，使血流自内膜的破口位置进到主动脉壁的中层，导致主动脉内膜与中膜两者出现分离的情况。主动脉夹层最常见的诱因是高血压，另外还包括主动脉粥样硬化、妊娠、先天性主动脉缩窄等。突然的急剧撕裂样或刀割样的疼痛为其主要临床特征，疼痛的部位随着主动脉内膜撕裂的范围或其他血管及器官的受累而不同。如果累及主动脉的大分支动脉，会引起相应器官的供血不足，造成缺血，表现为相应的临床症状和并发症。

根据破口部位和夹层波及的范围，主动脉夹层的分型方法主要有 DeBakey 分型和 Stanford 分型两种（表 10-3），其中 DeBakey Ⅲ 型或 Stanford B 型是国内最常见的类型。

表 10-3　主动脉夹层分型方法

分型方法		破口位置	特点
DeBakey 分型	Ⅰ 型	升主动脉	夹层范围大，向近端可累及主动脉瓣，引起主动脉瓣关闭不全或冠状动脉阻塞，向远端可累及主动脉弓、头臂血管、胸及腹主动脉，包括其大分支，远端可达髂动脉
	Ⅱ 型	升主动脉	累及范围仅局限于升主动脉
	Ⅲ 型	左锁骨下动脉起始部以远的降主动脉	Ⅲ a 型，夹层范围位于膈上胸主动脉 Ⅲ b 型，沿胸主动脉向下累及腹主动脉及髂动脉
Stanford 分型	A 型	夹层，胸主动脉受累，腹主动脉不受累	
	B 型	夹层，同时累及胸、腹主动脉	

【影像学表现】

CTA 征象主要包括以下方面。①内膜破口和双腔显示：在 CTA 上，破口的位置位于内膜不连续处，数目不等，表现为主动脉腔内线状低密度影，将管腔分为真腔和假腔，即"双腔主动脉"（图 10-7）。②真腔和假腔的鉴别：真腔一般较小，密度较高，与正常主动脉腔相延续，可见钙化内膜向管腔中部移行，有内膜撕裂口（图 10-8）；假腔一般较大，密度较低，包绕真腔，不与未受累主动脉管腔相连续，假腔内可合并血栓。判断真腔和假腔是主动脉夹层治疗时选择治疗方案的关键。③大分支动脉受累情况：如冠状动脉、无名动脉、左颈总动脉、腹腔干、双肾动脉、肠系膜上动脉和髂动脉这些主要分支血管起源于真腔还是假腔，是否受压狭窄。④邻近组织的情况：若腹腔干、肠系膜上动脉、肾动脉等重要器官血管受累，可引起血管狭窄或闭塞，导致相应器官或组织缺血、坏死。心脏、食管、肺部及腹腔器官有无受压移位。⑤主动脉破裂：CTA 主要表现为主动脉管腔内对比剂外溢、心包积血、胸腔积血、腹膜后血肿等。

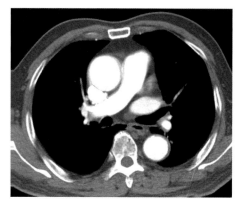

图 10-7　升主动脉见内膜内移，形成双腔结构

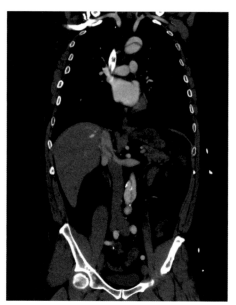

图 10-8　腹主动脉内见真假腔

MRA 可以全面显示夹层累及的位置、波及范围、撕裂程度，以及是否累及大分支血管等。主动脉的双腔结构、撕裂内膜、破口和再破口等大多能显示各种成像序列，优势互补。但是由于 MRI 序列多、检查时间长而不适合急诊检查等，临床较少应用。

【诊断与鉴别诊断】

主动脉夹层的诊断并不困难，X 线和超声检查可提示诊断，但进一步确诊和手术方案的选择与制订，需要行 CTA 全面评估。需要与急性冠脉综合征、急性肺栓塞、主动脉溃疡和主动脉壁内血肿等疾病相鉴别。

（二）主动脉壁内血肿

【临床与病理】

主动脉壁内血肿（intramural aortic hematoma，IMH）属于急性主动脉综合征的一种，约占 20%，也被称为缺乏内膜破口的主动脉夹层或者不典型的主动脉夹层。主动脉壁内的出血或者血肿是其基本病理改变，主动脉壁增厚呈环状或新月状。壁内血肿分为 Stanford A 型和 Stanford B 型两型，A 型升主动脉受累，B 型只有降主动脉受累。45% ～ 60% 的壁内血肿属于 B 型，但与主动脉夹层不同的是壁内血肿很少发生在肾动脉水平以下的主动脉。主动脉壁内血肿预后情况较好，血肿能够吸收，不过情况比较严重的时候也可形成主动脉夹层或者假性动脉瘤。

【影像学表现】

1. CTA　平扫显示管腔内壁增厚，形态呈环状或者新月状，厚度超过 5mm，密度比主动脉管腔密度高。增强扫描：①增厚的管腔内壁呈连续的低密度影，没有强化（图 10-9）；②管腔内缘光滑完整，无内膜破口或溃疡样病变及真假腔之间的相通；③钙化内膜的内移是诊断改变的主要征象。

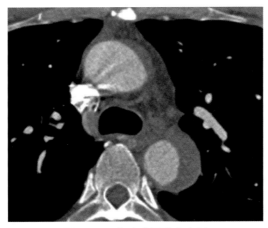

图 10-9　主动脉弓壁内血肿

2. MRI 表现　① SE 序列 T$_1$ 加权像，由于血液的流空效应，管腔呈无或低信号，可见高信号的增厚管壁，形态呈环状或新月状；② GRE 序列图像，由于流动增强效应，管腔呈高信号，而增厚管壁则呈低信号；③相位对比 MR 血流成像，增厚的管壁没有血流信号；④ MRA，早期无对比剂充盈，晚期可轻度延迟强化。

【诊断与鉴别诊断】

该病需要与主动脉粥样硬化、大动脉炎等相鉴别。主动脉粥样硬化常见于老年患者，男性多见，动脉管壁增厚程度不均匀，且合并大量钙化，斑块或者溃疡常见，斑块通常显示为向管腔内局限性突入的"结节"，形态不规则。大动脉炎常见于中青年患者，女性多见，呈节段性同心圆状管壁增厚，管腔相对狭窄，病程不长，不容易出现钙化。急性胸痛及其他表现是鉴别的关键，需密切结合临床病史。

（三）主动脉穿透性溃疡

【临床与病理】

主动脉穿透性溃疡的全称为穿透性动脉粥样硬化性溃疡（penetrating atherosclerotic ulcer，PAU），该病是在动脉粥样硬化的基础上，溃疡穿破主动脉内弹力层到达中膜层，在中膜层中形成血肿，血肿范围局限或者仅数厘米长，没有假腔是该病的特征性改变。溃疡累及外膜可引起管腔进行性扩张，继发假性动脉瘤或者主动脉破裂。溃疡形成的主要诱因是高血压、高龄和动脉粥样硬化。PAU 通常发生于 60 岁以上的老年患者，大多无明显症状，偶然发现，部分患者表现为剧烈的急性胸痛，向两肩胛中间区域放射，这点类似主动脉夹层。该病分为 Stanford A 型和 Stanford B 型两型，前者累及升主动脉，后者不累及升主动脉，以 Stanford B 型常见（占 90% 左右）。

【影像学表现】

1. CTA　主动脉壁不均匀增厚且合并钙化，可见单一或者多个溃疡样病变，即"龛影"，形态呈"蘑菇状"或"指状"等，壁内可见局限或弥漫血肿，内膜片和假腔不可见（图 10-10）。继发改变包括假性动脉瘤、夹层或破裂等。由溃疡发展而来的夹层，溃疡口多见于内膜破口处，Stanford B 型多见。

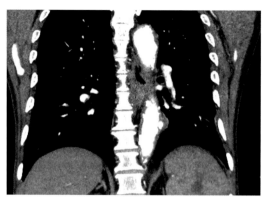

图 10-10　降主动脉局部穿透性溃疡形成

2. MRI　对主动脉穿透性溃疡诊断的能力和表现类似于 CTA，MRI 还可以区分新鲜出血或陈旧性血栓。由于 MRI 扫描时间较长，不适于生命体征不稳定和有 MRI 禁忌证的患者。

【诊断与鉴别诊断】

该病不难诊断，但是需要同局限性主动脉夹层相鉴别。如果主动脉内膜处的龛影口部较大或者壁内可见少量血流，二者不容易鉴别。局限性主动脉夹层的假腔通常比较大，并且合并向内移动的钙化内膜。而 PAU 的"血肿"范围多局限或仅数厘米长，没有假腔。有时还需与伴有溃疡样病变的主动脉壁间血肿相鉴别，明确是不是在主动脉粥样硬化斑块基础上形成的溃疡极为重要。

【比较影像学】

急性主动脉综合征各疾病的影像学检查比较见表 10-4。

表 10-4　急性主动脉综合征影像学检查比较

检查方法	优点	缺点
CTA	扫描时间短 敏感性和特异性高 急性主动脉综合征诊断明确	有辐射性，可有不良反应
胸部 X 线片	简单	不能明确诊断主动脉病变
经食管超声心动图	对升主动脉夹层和升主动脉瘤的敏感性 和特异性高	操作者依赖性大 降主动脉病变诊断受限
血管造影	金标准	有创检查，可有不良反应及并发症 主动脉壁内血肿诊断受限
MRI	敏感性和特异性高 急性主动脉综合征诊断明确 无须对比剂、无辐射	价格高昂、扫描时间长 不适于体内携带金属异物或心脏起搏器 的患者

三、马方综合征

【临床与病理】

马方综合征（Marfan syndrome，MFS）是一种先天性的常染色体显性遗传的结缔组织病变，由第 15 号染色体长臂上的原纤蛋白 -1（fibrillin-1，FBN-1）基因突变引起。大部分患者均有家族史。马方综合征的主要特征为眼、骨骼系统及心血管系统病变，三项均有改变者称完全型，仅有一项或两项改变者称不完全型，只有心血管系统改变称顿挫型或隐性马方综合征。大动脉中层弹性纤维发育不全导致主动脉囊状扩张，或继发主动脉夹层，或假性动脉瘤形成等心血管病变是影响马方综合征的主要预后因素。

【影像学表现】

1. CTA ①主动脉根窦部及近心段升主动脉瘤样扩张，瘤体与正常主动脉分界清楚（图 10-11）；②主动脉 3 个窦瘤样扩张，呈"大蒜头征"；③常合并左心室增大，提示主动脉瓣关闭不全；④可伴或不伴主动脉夹层。

2. MRI 同 CTA 表现类似，可以同时显示主动脉关闭不全。

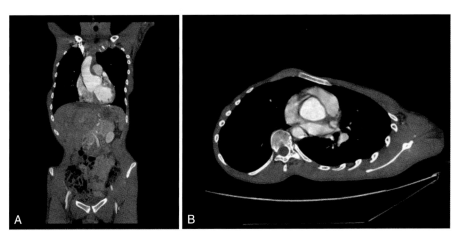

图 10-11　A. 冠状位增强 CT 显示主动脉根部明显扩张；B. 轴位增强 CT 显示主动脉根部扩张，伴脊柱侧弯

【诊断与鉴别诊断】

马方综合征主要会使心血管、眼和骨骼系统受累，常合并胸主动脉瘤和（或）夹层。2010 年国际上对马方综合征 Ghent 标准进行了修订，修订后的标准见表 10-5。

表 10-5　马方综合征诊断标准（2010 年修订）

家族史	诊断标准（满足任意一项即可诊断）
无家族史	1. 主动脉根部 Z 评分[#]超过 2 分，晶状体异位，需排除其他病变[*]
	2. 主动脉根部 Z 评分超过 2 分，合并致病性 *FBN1* 基因突变
	3. 主动脉根部 Z 评分超过 2 分，系统评分[**]超过 7 分，需排除其他病变[*]
	4. 晶状体异位，伴与主动脉病变相关的 *FBN1* 基因突变

家族史	诊断标准（满足任意一项即可诊断）
有家族史	1. 晶状体异位，有马方综合征家族史 2. 系统评分 ≥ 7 分，有马方综合征家族史，需排除其他病变 * 3. 主动脉根部 Z 评分 ≥ 2 分（年龄超过 20 岁）或 ≥ 3 分（年龄低于 20 岁），有家族史，需排除其他病变 *

主动脉根部 Z 评分针对主动脉根部增宽程度进行评分，增宽越重，得分越高。

* 其他病变包括 Shprintzen-Goldberg 综合征、Loeys-Dietz 综合征、血管型 Ehlers-Danlos 综合征等。

** 系统评分，评估全身器官具有马方综合征特征表现的方法，共 20 分，7 分以上有意义。评分点：同时具有指征和腕征者 3 分（仅一个 1 分），鸡胸 2 分，漏斗胸 1 分，足跟畸形 2 分，平足 1 分，气胸史 2 分，硬脊膜膨出 2 分，髋臼突出 2 分，上部量 / 下部量缩小、臂长 / 身高增加且无脊柱侧弯 1 分，脊柱侧弯或后凸 1 分，面征 1 分，异常皮纹 1 分，近视超过 300 度 1 分，二尖瓣脱垂 1 分

　　马方综合征应与升主动脉瘤相鉴别，后者多见于梅毒性主动脉瘤，瘤壁可见钙化。马方综合征其他体征、家族史、梅毒病史及化验检查有助于鉴别。此外，马方综合征应与主动脉瓣狭窄造成的狭窄后升主动脉瘤样扩张相鉴别，主动脉瓣区杂音是重要的鉴别要点。

【比较影像学】

　　此病的主要危害是心血管病变，诊断心血管病变最简单有效的方法是超声心动图。超声心动图能清晰地显示大血管和瓣膜的形态变化，超声主要表现为升主动脉的瘤样增宽，主动脉窦均增宽，还能明确主动脉夹层的部位、范围及类型；多普勒超声心动图能准确而迅速地检出病变所致的血流异常，显示升主动脉内多个红蓝相间的血流，出现反流。区分夹层的真腔与假腔，明确假腔内有无血栓形成，准确判断破口的位置，是马方综合征首选的诊断方法。伴随着左心室扩大，室壁运动幅度增强，当发生心力衰竭时，运动幅度减弱。CTA 和 MRI 或 MRA 是诊断主动脉瘤的理想检查方法。CTA 空间分辨率高，扫描时间短，适用于急重症患者。MRI 无辐射，不仅能够全面显示主动脉瘤的形态、位置及其内部结构，还能够进行动态血流分析，评价瓣膜和心脏功能，但价格较高，且不适用于一些有 MRI 检查禁忌证的患者。

四、大动脉炎

【临床与病理】

　　大动脉炎（Takayasu arteritis）是一种缓慢进展的主动脉及其大分支血管的非特异性炎症性动脉炎，可导致管腔狭窄或者完全闭塞。其基本病理改变为弥漫性的纤维组织增生合并炎细胞浸润，管腔的全层受累，以内、外膜增厚为主，中层弹性纤维发生变性或者纤维化，致使管腔变窄同时合并血栓。病变主要累及主动脉的大中分支的开口部位，以锁骨下动脉最为多见，其次是颈动脉，较少见的是椎动脉和肾动脉。常多发，大多侵犯 2 支以上动脉。根据病变部位可将大动脉炎分为 4 种类型：无名动脉型（主动脉弓综合征）、胸腹主动脉型、广泛型及肺动脉型。

　　临床表现分为急性期和慢性期，急性期症状有体重减轻、疲劳、盗汗、厌食、全身乏力等。

慢性期主要表现为相应器官受累。50% 以上患者有上肢缺血表现，近 50% 表现为脑血管功能不全（轻度头痛、脑卒中等）。根据病变部位的不同，该病的临床表现也不一样，常见的一些表现有桡动脉无脉（累及锁骨下动脉）、肾血管性高血压（肾动脉受累）、肺动脉高压（肺动脉受累）、心绞痛或心肌梗死（冠状动脉受累）等。

【影像学表现】

1. CT　①主动脉管壁增厚，多为连续性、向心性增厚，致使管腔变窄或完全闭塞，狭窄段以远管腔增宽，导致管腔粗细不均（图 10-12）。增厚管壁可合并钙化斑块或者附壁血栓。②累及无名动脉，无名动脉开口处管壁不均匀增厚，管腔变窄或者完全闭塞。③累及肺动脉，两侧肺动脉及叶段的肺动脉管壁不均匀增厚，管腔变窄，呈"枯树枝"状改变，同时伴有肺动脉高压改变。④累及肾动脉的表现为肾动脉管壁增厚，管腔狭窄闭塞，严重者可导致肾萎缩。⑤累及冠状动脉的表现为冠状动脉开口和近段管壁增厚，管腔狭窄或闭塞，范围可呈局限性或弥漫性，少数可形成动脉瘤。

2. MRI　同 CT 类似，MRI 可以显示增厚的受累血管壁及管腔狭窄。除此之外，MRI 对大动脉炎具有以下诊断优势：①管壁水肿及急性炎症，T_2 信号增高，增强后管壁强化；②血管周围炎，血管周围环形软组织信号；③无辐射，部分病例可采用非增强血管造影成像，对于年轻女性的诊断及随诊较为安全。

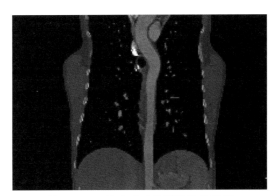

图 10-12　胸主动脉管壁弥漫性增厚

【诊断与鉴别诊断】

（1）大动脉炎的诊断主要依据 1990 年美国风湿病学会制定的标准：①年龄不超过 40 岁；②肢体具有间歇性运动障碍；③肱动脉的搏动减弱；④双侧上肢的收缩期压差超过 10mmHg；⑤锁骨下动脉或者主动脉听诊杂音；⑥血管造影提示主动脉或者其大分支血管的管腔变窄或完全堵塞，但是需要除外动脉硬化、纤维肌发育不良等疾病。符合以上任意 3 条即可诊断。

（2）需要与本病进行鉴别诊断的主要有动脉粥样硬化、Buerger 病、胶原病、先天性主动脉缩窄等，上述疾病均可导致主动脉或者主要分支血管的管腔变窄。

动脉粥样硬化累及范围广，受累动脉管壁增厚，可伴有附壁血栓或钙化形成，引起管腔不同程度狭窄，结合患者年龄（多见于中老年男性），可与大动脉炎相区分。

Buerger 病，又称血栓闭塞性脉管炎，是一种慢性的闭塞性炎性病变，主要是外周中等大小血管受累，其主要病变为管腔内形成血栓，血栓机化后导致管腔变窄或完全堵塞。青壮年多见，主要侵犯下肢动脉，尚未发现侵犯主动脉的报道。

先天性主动脉缩窄大多合并主动脉弓发育不全，多位于主动脉弓降部或峡部。该病范围局限而且不会造成管壁增厚，通过这点可与大动脉炎相鉴别。

大动脉炎若仅肾动脉受累，需要同肾动脉纤维结构发育不良相鉴别，两者临床表现类似，前者主要侵犯肾动脉的开口部或近心段，管壁不均匀增厚、管腔变窄，而后者是先天发育过程中，肾动脉的中膜发育异常，主要累及中段。根据 CT 表现鉴别两者并不困难。

大动脉炎累及肺动脉时应与肺栓塞相鉴别，它们都可引起病变肺动脉管腔狭窄或闭塞、远端分支稀疏等改变，但后者肺动脉内有血栓征象，且无主动脉受累改变，可以鉴别。

【比较影像学】

X 线平片诊断无特异性。血管造影是本病诊断的金标准，其可显示降主动脉变窄，呈向心性，病变累及广泛，多合并狭窄后扩张及侧支血管形成。同时可以显示主动脉及肺动脉的累及情况。CT 平扫可显示管壁增厚，边缘毛糙，血管全层受累，可见管壁钙化。增强扫描：判断本病活动期与非活动期主要依赖于增厚动脉管壁是否出现非均匀强化。MRI 能显示增厚的血管管壁、管腔变窄或者完全闭塞，电影序列可显示主动脉瓣关闭不全。超声心动图有利于了解瓣膜情况，CTA 和 MRA 可做出明确诊断，血管造影用于进行介入治疗时。

参考文献

刘玉清, 2004. 增厚主动脉夹层、壁间血肿和穿透性粥样硬化性溃疡：影像学和发病机制探讨. 中国介入影像与治疗学，(1): 42–45.

吕滨、蒋世良, 2012. 心血管病 CT 诊断. 北京：人民军医出版社 :3.

曾文兵、汪明全、石安兵，等,2006.MRI 和螺旋 CT 对主动脉夹层的对比研究及其临床应用. 实用放射学杂志，11(22) :1344–1347.

Adriaans BP, Wildberger JE, Westenberg JJM, et al, 2019. Predictive imaging for thoracic aortic dissection and rupture: moving beyond diameters. Eur Radiol,29(12):6396–6404.

Baliga RR, Nienaber CA, Bossone E, et al, 2014. The role of imaging in aortic dissection and related syndromes. JACC Cardiovasc Imaging, 7(4):406–424.

Bossone E, Eagle KA,2020. Epidemiology and management of aortic disease: aortic aneurysms and acute aortic syndromes. Nat Rev Cardiol, 18(5):331–348.

Groner LK, Lau C, Devereux RB, et al, 2018. Imaging of the postsurgical aorta in Marfan syndrome. Curr Treat Options Cardiovasc Med, 20(10):80.

Keleşoğlu Dinçer AB, Kılıç L, Erden A, et al, 2021. Imaging modalities used in diagnosis and follow-up of patients with Takayasu's arteritis. Turk J Med Sci, 26, 51(1):224–230.

Nathan DP, Boonn W, Lai E, et al, 2012. Presentation, complications, and natural history of penetrating atherosclerotic ulcer disease. J Vasc Surg,55(1):10–15.

Weigel S, Tombach B, Maintz D, et al, 2003. Thoracic aortic stent graft: comparison of contrast-enhanced MR angiography and CT angiography in the follow-up: initial results. Eur Radiol,13(7):1628–1634.

第十一章

下肢动脉疾病

第一节　下肢动脉影像解剖

一、下肢动脉系统

下肢动脉的解剖结构相对比较复杂。腹主动脉于腰4椎体下缘水平分为左、右侧髂总动脉，两侧髂总动脉继续沿着外下方走行至分叉处，分为髂内动脉和髂外动脉。见图11-1。

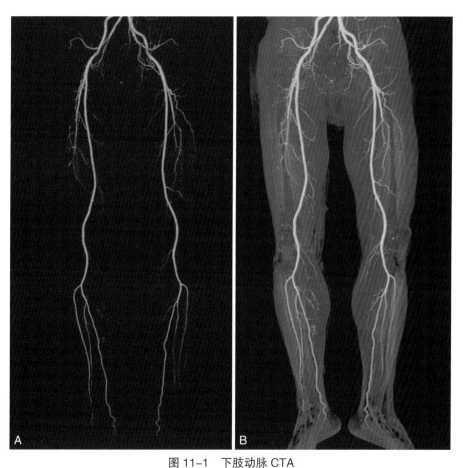

图 11-1　下肢动脉 CTA

A.下肢动脉容积再现图像；B.最大密度投影图像

（一）髂内动脉

沿着斜内下方到达盆腔，分为脏、壁两支。壁支包括髂腰动脉、骶外侧动脉、闭孔动脉、臀上动脉及臀下动脉，脏支包括膀胱上动脉及膀胱下动脉、子宫动脉、脐动脉、直肠下动脉及阴部内动脉。

（二）髂外动脉

沿腰大肌内侧向下，至腹股沟韧带中点深面经血管间隙入大腿前部，移行为股动脉。主要分支包括腹壁下动脉和旋髂深动脉。

（三）股动脉

续于髂外动脉，起自腹股沟韧带中部的后方，沿着股三角内向下方走行，穿过收肌管，从收肌腱裂孔处穿出后沿着下方走行到腘窝区，移行为腘动脉。股动脉的主要分支为腹壁浅动脉、旋髂浅动脉、阴部外浅动脉及外深动脉、股深动脉。其中，股深动脉是最长的分支，在腹股沟韧带下方 2～5cm 水平，由股动脉发出，沿着股动脉向后下方走行，发出旋股内、外侧动脉和穿动脉。

（四）腘动脉

续于股动脉，位于腘窝深部，贴着膝关节囊，穿过腘窝深部沿着下外方走行，到达腘肌下缘，分支为胫前动脉、胫后动脉。

（五）胫前动脉

向前穿骨间膜走行到小腿，于踝关节前面移行为足背动脉。

（六）胫后动脉

续于腘动脉，在小腿后区深浅肌层间向下走行，经内踝后面转到足底部，分为足底内、外侧动脉。

二、下肢动脉解剖变异

下肢动脉解剖变异较少，偶见的解剖变异包括胫动脉高位起源、胫后动脉发育不良、两个及以上股动脉分支于股总动脉、腘动脉三分叉（无胫腓干）、胫前动脉发育不良等（图 11-2）。

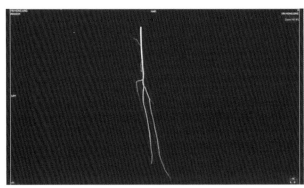

图 11-2　左侧胫前动脉纤细、发育不良

第二节　双下肢动脉疾病 CT/MRI 影像诊断

一、下肢动脉硬化闭塞症

【临床与病理】

下肢动脉硬化闭塞症（lower limb arteriosclerosis obliterans，LLASO）指由下肢血管硬化

导致管腔变窄或完全堵塞，引起下肢血管慢性缺血的病变，好发于腹主动脉下端、髂动脉、股动脉等大、中动脉。吸烟、高血压、高血糖、高血脂、高同型半胱氨酸血症、慢性肾功能不全等都是该病的危险因素。年龄越大，越容易患病，男性患者较多。间歇性跛行为其常见的临床表现。

【影像学表现】

1. CTA　是首选的影像学检查方法，表现为下肢动脉管壁可见附壁血栓及钙化斑块，管腔不规则狭窄，呈锯齿状或者串珠状，严重者可表现为截断样、杯口样或鼠尾样管腔闭塞（图11-3）。按照狭窄程度可以分为四度：轻度、中度、重度、完全狭窄，其标准分别为狭窄程度 < 50%、50% ～ 74%、75% ～ 99%、100%。本病的特点是狭窄段或闭塞段血管易发生于动脉分叉处，常呈节段性，累及范围一般为 4 ～ 10cm，可累及一侧，也可双侧都受累。CTA 对于支架术后的随访评估也有重要的临床指导意义。

2. MRA　使用钆对比剂，无须注射碘对比剂，所以副作用较 CTA 或血管造影少见。但体内有金属植入物或佩戴心脏起搏器者不能进行 MRA 检查。另外，部分报道发现钆对比剂可以诱导肾源性系统性纤维化，所以对于慢性肾功能不全的患者，如果尚未透析，要慎用钆对比剂。

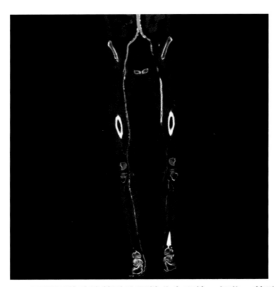

图 11-3　双侧下肢动脉管壁弥漫性分布斑块、钙化，管腔狭窄

【诊断与鉴别诊断】

中华医学会外科学分会血管外科学组《2021 下肢动脉硬化闭塞症诊断指南》诊断标准：①年龄超过 40 岁；②有高危因素，如吸烟、糖尿病、高血压、高血脂等；③有下肢动脉硬化闭塞症的临床表现及体征；④缺血侧肢体远端动脉搏动减弱或消失；⑤踝肱指数（ankle brachial index，ABI）不超过 0.9；⑥影像学检查，彩色多普勒超声、CTA、MRA 和 DSA 等检查显示下肢血管管腔变窄或完全堵塞。其中前 4 条标准可以做出动脉硬化闭塞症的临床诊断，如需评价下肢缺血程度，可通过 ABI 和超声检查，手术治疗前需行 CTA、MRA 或 DSA 进行评价。

需与其他存在间歇性跛行进行鉴别诊断的疾病包括动脉炎、静脉功能不全、神经压迫（坐骨神经痛或腰神经根病）、有症状的腘窝滑膜囊肿、脊椎狭窄、慢性骨筋膜间隔综合征（通常见于肌肉型运动员）。

由感染、糖尿病、闭合性创伤、静脉功能不全、神经病变、导致步态或活动能力改变、由肌肉骨骼异常及任何原因导致的衰弱引起压迫或卧位的溃疡加重或坏疽等因素也可造成伴组织缺失的临界性肢体缺血。

【比较影像学】

彩色多普勒超声可显示动脉狭窄和闭塞，并可探测血流状态，但受操作者水平限制。CTA 及 MRA 对下肢动脉狭窄和闭塞的诊断效果与血管造影相似，目前这两种技术已成为诊断血管狭窄和闭塞的主要无创性检查手段，基本上可替代血管造影，后者主要配合血管介入治疗实施。

CTA 是有症状的下肢动脉硬化闭塞症的首选影像学检查方法，可三维成像和多方位重建。然而，由于钙化斑块或支架可形成伪影，对于严重钙化区域或支架后的动脉评估有一定困难。另外，慢性肾功能不全患者由于静脉注射对比剂的剂量较大（用于腹主动脉和下肢动脉检查时对比剂剂量约为 100ml），CTA 检查不适用。MRA 在确认未闭的胫动脉为潜在的侧支路径时最佳。下肢动脉 MRA 使用钆对比剂，严重的副作用较 CTA 少见，但也有发现应用钆对比剂后造成肾源性系统纤维化的报道。

二、下肢血栓闭塞性脉管炎

【临床与病理】

血栓闭塞性脉管炎（thromboangiitis obliterans）又称脉管炎或 Buerger 病，是一种缓慢进展的血管炎性病变，主要累及周围脉管（中、小动脉和静脉）。本病的病因至今尚未明确，吸烟、寒冷、潮湿、炎症、营养不良和激素紊乱等被认为是主要诱因，而吸烟与本病最为密切，可能为免疫介导的动脉非坏死性全层性炎症。病理改变主要为血管全层炎症反应，导致管腔内血栓形成并堵塞管腔，管壁可发生纤维化和机化。本病好发于 20～40 岁青壮年男性，下肢血管好发，呈周期性发作。患者患肢会疼痛，部分患者会出现间歇性跛行，逐渐发展后会出现动脉供应区域的营养障碍，严重者会出现溃疡及坏死。

【影像学表现】

CTA 表现为下肢中小动脉管腔变窄或者堵塞，呈节段性，可单侧或双侧受累，没有累及的血管管壁光整，不伴有动脉硬化斑块，DSA 可见"树根"状、"蜘蛛"状和"螺旋"状的侧支循环（图 11-4）。

【诊断与鉴别诊断】

1. 诊断　诊断血栓闭塞性脉管炎时，关键是要除外其他动脉阻塞病变。该病的诊断标准：①大多数年龄不超过 50 岁，男性好发，有吸烟史；②有慢性肢体动脉缺血表现，如游走性浅静脉炎、麻木、间歇性跛行、肢体足背和（或）胫后动脉搏动减弱或消失等；③辅助检查显示下肢缺血；④除外其他动脉阻塞性病变，如动脉硬化性闭塞症、外伤性动脉闭塞症、糖尿病坏疽、大动脉炎、雷诺病及变应性血管炎等。

2. 鉴别诊断　血栓闭塞性脉管炎需要与以下疾病相鉴别。

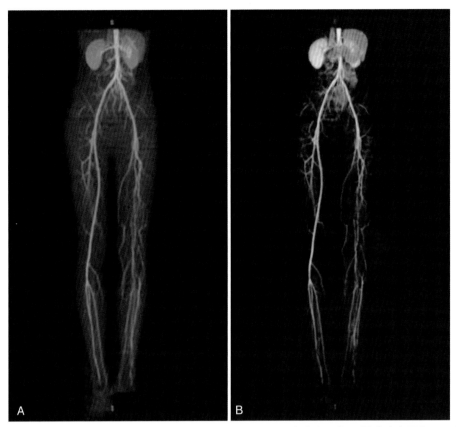

图 11-4　双下肢 CTA VR 显示左侧股动脉较对侧纤细，左侧股动脉中下段及腘动脉未见显示，伴多发侧支循环形成

A. 双下肢最大密度投影图像；B. VR 图像

（1）动脉粥样硬化性闭塞症：好发于下肢，好发于年龄大于 50 岁的有高血压、糖尿病、冠心病的患者，以大、中动脉受累为主，CTA 显示动脉管腔内附壁血栓和钙化斑块形成，无游走性血栓性浅静脉炎的表现。

（2）雷诺病：肢端小动脉发作性痉挛，由血管神经功能紊乱导致。本病特点：①好发于青年女性；②手指多见，呈对称性；③患肢动脉搏动正常，远端动脉无搏动减弱，指（趾）端坏疽少见；④诱因是寒冷或者情绪激动。

（3）多发性大动脉炎：多处大动脉受累，多见于青年女性，活动期可表现为低热、红细胞沉降率加快，血管造影提示主动脉大分支开口处管腔变窄或堵塞。

【比较影像学】

DSA 可以清晰显示病变血管的管腔狭窄及闭塞程度、有无侧支循环形成及未受累血管的情况，但由于其有创、耗时、昂贵、可能导致并发症，主要配合血管介入治疗实施。CTA 是无创性的血管成像技术，能够多角度旋转观察血管，能全面显示下肢血管的累及部位及程度，是诊断该病的重要方法，可为临床提供极大的帮助。另外，CE-MRA 也是目前应用比较广泛的血管成像手段，其操作简单、无创伤、无辐射，可以一次性显示腹部、盆腔及下肢动脉，并通过重建图像和图像拼接显示血管全貌。

三、下肢动脉急性栓塞

【临床与病理】

下肢动脉急性栓塞（acute arterial embolism of the lower extremity）是由于随血液流动的栓子到达下肢动脉处，引起管腔狭窄或闭塞，导致下肢缺血甚至坏死的一种急性病变，栓子主要来源于心脏或近侧动脉壁，也可以是医源性。股动脉或腘动脉处栓子较多见，其次为髂动脉和腹主动脉分叉部。心血管来源的栓子多见，其中在心房颤动患者中最为常见。由冠心病造成的栓塞发病率与动脉粥样硬化发病率成正比。而医源性栓子发生率也逐年增加。

下肢动脉发生急性栓塞时会导致下肢缺血，当侧支循环能够保证时，缺血表现可不明显。当发生下肢急性缺血时，首先累及神经系统，先感觉后运动，所以发生顺序为感觉异常—运动障碍—肌肉皮肤缺血。查体典型表现为"5P"征，分别为疼痛（pain）、麻痹（paralysis）、苍白（pallor）、无脉（pulselessness）和感觉异常（paraesthesia）。临床医师可以通过下肢血管搏动和皮温改变来初步评估栓塞的大概位置。

【影像学表现】

CTA 可显示局限性闭塞的下肢动脉，远端管腔未见对比剂显影，周围未见明显侧支血管，其他血管无明显附壁血栓或钙化斑块形成（图 11-5）。

【诊断与鉴别诊断】

"5P"征加上该病发病急，而且影像学表现突出，该病不难做出诊断。

该病需要同下肢动脉硬化闭塞症相鉴别。引起急性下肢动脉栓塞的栓子来源于别处（主要是心脏及近侧血管），而动脉本身无粥样硬化病变，其余动脉管壁可以是光滑完整的。而下肢动脉硬化闭塞症病程长、进展慢，管腔变窄或堵塞是由动脉粥样硬化所致。

【比较影像学】

该病的诊断并不难。血管造影可显示管腔闭塞，但是无法评估闭塞段远处的血管情况，也无法判断栓子的来源。彩色多普勒超声的优点是无创、操作简单，对于急性危重患者，其可作为首选检查方法，可对病变的位置、管壁内构成、栓子大小等情况有一个迅速的判断，帮助临床医师快速诊断。彩色多普勒超声能直接探查动脉栓塞的部位、栓子的大小及累及范围，通过测量血流速率可以评价缺血的严重程度，也可快速评价动脉栓塞切开取栓后的血流是否通畅及其血流动力学改变。过去临床上通常将彩色多普勒超声及血管造影检查作为诊断该病的主要检查手段，血管造影是诊断的金标准。随着影像技术的不断革新和进展，CTA 检查对急性下肢动脉栓塞的诊断价值越来越突出。CTA 是无创检查手段，能够全面显示患者下肢动脉栓塞部位、范围、闭塞段远端血管情况及侧支循环建立情况，诊断准确度与血管造影检查类似，且诊断过程更加安全。

四、下肢动脉损伤

【临床与病理】

下肢动脉损伤（lower limb artery injury）的症状及体征随累及血管的数目、部位及伴发伤改变而变化，主要表现为以下方面，①最常见症状：足背动脉搏动减弱或消失。②创伤反应严重：造成下肢动脉损伤的暴力多较为强烈，易伴有骨折及软组织损伤，带来较为严重的创伤反应，而小腿的肌间隔会阻碍引流，进一步加剧病情的严重程度。③小腿肌间隔综合征：动脉损伤后的痉挛及受阻会导致肌间隔内的压力上升。动脉损伤后极易引发小腿肌间隔综合征，并且两者会互相作用，导致恶性循环，进而加重病情。④特有的症状与体征：破损动脉处可以看到新鲜血液流出或者形成局限性搏动性血肿。

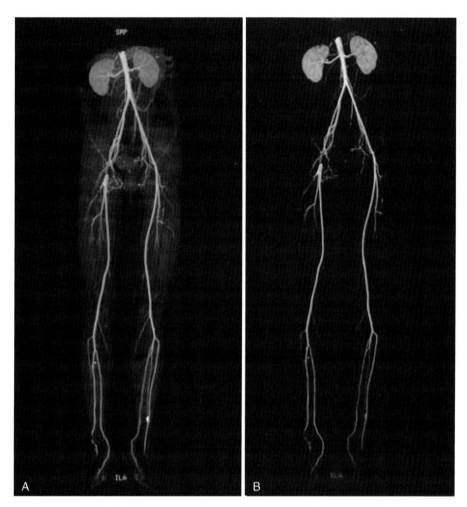

图 11-5　双下肢 CTA 示右侧股动脉近段闭塞，无侧支循环
A. 最大密度投影图像；B. VR 图像

【影像学表现】

CTA：动脉活动性出血、动脉变窄或堵塞、管腔内血栓形成、管腔内膜撕裂、假性动脉瘤及动静脉瘘等均可显示。该病主要表现为动脉血管管壁不连续，可以看到破口处对比剂外溢，伴血肿；内膜损伤表现为细线状的受损管壁，伴内膜掀起；假性动脉瘤表现为受累动脉管腔局限性扩张或呈瘤样增宽；附壁血栓表现为管腔内偏心性的充盈缺损；由于损伤血管周围血肿形成，压迫相应动脉导致损伤血管管腔狭窄或闭塞；外伤性动静脉瘘表现为动脉期静脉提前显影，动静脉血管间存在瘤样扩张的异常交通支（图 11-6）。

【诊断与鉴别诊断】

1. 诊断　依据外伤史及临床表现，该病不难诊断。彩色多普勒超声、血管造影、CTA 等影像学检查手段有助于该病的确诊。严重危害肢体功能时需尽快行手术探查。

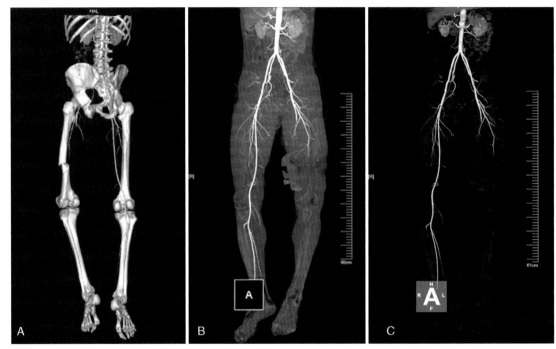

图 11-6 双下肢 CTA 示左侧股动脉中段及以远，下肢血管未见显示
A. 带骨容积再现图像；B. 最大密度投影图像；C. 去骨容积再现图像

2. 鉴别诊断 下肢动脉损伤要与骨筋膜室综合征相鉴别。二者都会造成动脉缺血，会具有一些相似的临床表现，诊断时可能会难以鉴别，要结合它们的临床特点及相应的影像学检查技术来进一步确诊。骨筋膜室综合征是指外伤等原因造成肢体创伤后引起组织内间隙超过灌注压，阻断筋膜室内组织微循环，导致筋膜室内容物发生进行性缺血坏死，可使动脉搏动减弱或触及不到，容易误诊为动脉损伤，可以通过测定室内压进行诊断。

【比较影像学】

DSA 是诊断该病的金标准，但由于其有创、耗时、昂贵、可能导致并发症，所以有一定局限性。多层螺旋 CT 技术的发展使 CTA 技术成为一种可靠的检查下肢动脉损伤的方法。CTA 能清晰显示动脉活动性出血、动脉狭窄及闭塞、动静脉瘘、假性动脉瘤及周围血肿形成等征象，能全程展示血管，同时还能够显示邻近骨骼及软组织的受损情况。

参考文献

李开成，余强，罗济程，2007.下肢血栓闭塞性脉管炎的多层螺旋 CT 血管成像.中国医学计算机成像杂志，13(4):275.

刘东胜，刘慧云，2021.CTA 对外伤性四肢动脉损伤的诊断价值.实用医药杂志，38(3):209-211.

吕滨，蒋世良，2012.心血管病 CT 诊断.北京：人民军医出版社.

颜兵，王玉群，2018.急诊 CTA 检查在外伤性下肢血管闭合性损伤患者检查中的临床价值分析.浙江创伤外科，23(1):58-59.

赵健 ,2018. 彩色多普勒超声诊断急性下肢动脉栓塞的价值分析 . 实用心脑肺血管病杂志 ,26:209–211.

赵世华，2011. 心血管病磁共振诊断学 . 北京：人民军医出版社 .

Madhuripan N, Mehta P, Smolinski SE, et al, 2017. Computed tomography angiography of the extremities in emergencies. Semin Ultrasound CT MR, 38(4):357–369.

Stein PD, Fowler SE, Goodman LR, et al, 2006. PIOPED Ⅱ investigators. multidetector computed tomography for acute pulmonary embolism. N Engl J Med, 354(22):2317–2327.

Tang JD, Gan SJ, Zheng M, et al,2017. Efficacy of endovascular radiofrequency ablation for thromboangiitis obliterans (Buerger's Disease). Ann Vasc Surg, 42:78–83.

Yao LZ, Dai ZY, Ding FW, et al, 2014. Low concentration of iodixanol used in CT angiography of lower extremity arteriosclerosis obliterans. 中华医学杂志，94(29):2256–2259.

第十二章

肾动脉疾病

肾动脉疾病的范围很广，其中包括先天性肾动脉变异、动脉瘤、动静脉畸形、肾动脉狭窄等。近年来，多种不同的成像技术已用于诊断肾动脉疾病。除了超声之外，CT 和 MRI 的普及同样扩展到了泌尿生殖系统异常的检测。

第一节　肾动脉影像解剖

一、正常肾动脉解剖

肾动脉左右侧各一支，垂直于腹主动脉发出，位于肠系膜上动脉下方，大致位于腰 1 ～ 2 椎体水平，经过左右肾门分别入肾。左侧肾动脉起始部常高于右肾动脉起始部。肾动脉供应肾及肾上腺，可分为前段动脉、后段动脉。

肾动脉于肾窦内向肾实质走行，于肾实质内延续为叶间动脉，于皮髓质交界区形成平行走行的弓状动脉，于皮质表面发出垂直走行的小叶间动脉。肾实质内的肾动脉呈节段分布，每一段肾动脉分布在肾组织的某一区域，称为肾段，基本可以分为上段、上前段、下前段、下段和后段这 5 段。肾段动脉的分支没有交通吻合，因此当某一处肾段动脉血流发生异常时，其供血的肾脏组织可能出现坏死。由此可见，肾段对丁指导肾血管造影和外科手术具有重要意义。

肾动脉在肾内形成两次毛细血管，最后合成肾静脉，从肾门进入下腔静脉。CT 对肾血管疾病的诊断有很大帮助，它成像速度快，空间分辨率高，通过最大密度投影和曲面重建技术可以获得丰富的信息，即使一些走行特殊的血管，也可于动脉期及静脉期获得其图像（图 12-1）。MRI 也有独特的优势，肾功能不全或者碘对比剂过敏的患者可以使用 MR 稳态自由进动序列（SSFP）或时间飞跃序列（TOF）获得足够信息。对于不能注射钆对比剂的患者，MRA 可以在无须注射对比剂的情况下获得血管图像。

二、肾动脉的解剖变异

（一）多条肾动脉

两个肾脏由肾动脉供应，通常来自主动脉。大多数患者的每个肾脏都有一条动脉。25% ～ 40% 的患者有多条肾动脉，10% ～ 12% 的患者为双侧肾动脉，多条动脉于左肾更常见。左肾动脉走行于左肾静脉后方，右肾动脉走行于下腔静脉后方。单个肾动脉起源于腰 1 至腰 2 水平的主动脉，而多余的肾动脉可能有多种起源。不寻常的起源部位包括髂总动

脉、肠系膜上动脉、肠系膜下动脉、精索动脉、卵巢动脉、膀胱上动脉和对侧肾动脉等
（图 12-2）。

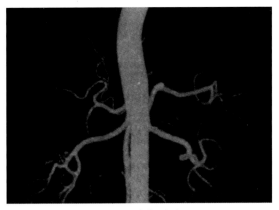

图 12-1 正常肾动脉 CTA

（二）肾动脉发育不全

实际上，肾动脉缺失仅与肾动脉发育不全有关。在这种情况下，通常仍然存在肾上腺
直接从主动脉接受血液供应的情况。与手术切除肾脏患者的正常三角形或"Y"形不同，肾
动脉发育不全患者肾上腺通常呈盘状外观。尽管肾动脉通常存在于肾发育不全和肾萎缩中，
但这些血管可能会极度闭锁，并且在血管造影中可能不会出现显影（图 12-3）。

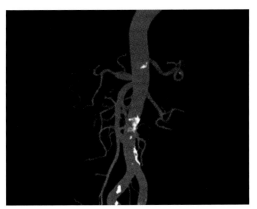

图 12-2 右肾可见两条肾动脉

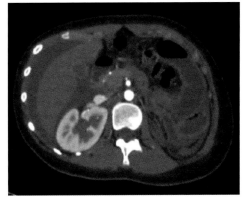

图 12-3 肾动脉发育不全。左肾动脉纤细，
显影浅淡，左肾萎缩

第二节　肾动脉疾病 CT/MRI 影像诊断

一、肾动脉狭窄

【临床与病理】

动脉粥样硬化是肾动脉最常见的病理状态。这种疾病在中年更为突出，在男性中更为常
见。肾动脉粥样硬化疾病是系统性动脉粥样硬化的表现。狭窄通常由动脉粥样硬化斑块和钙

化引起；肾动脉开口和近端肾动脉是其常见受累部位。

纤维肌发育不良是肾动脉狭窄的第二常见原因。在肾脏捐献者中，纤维肌发育不良的患病率为 2%～4%。这主要见于年轻或中年女性。与近端受累的动脉粥样硬化相比，病变通常累及肾动脉的中段或远端，2/3 的患者可见双侧受累，有家族史的情况下更常见。纤维肌发育不良是根据血管壁受累来定义的，最常见的类型是内侧纤维增生，它具有交替的变窄和扩张区域，因此在血管造影上呈现经典的"串珠"外观（图 12-4）。

肾动脉狭窄是引起继发性高血压最常见的原因，占高血压患者的 1%～5%。超过 2/3 的肾动脉狭窄是由动脉粥样硬化引起的，肾动脉粥样硬化是系统性血管粥样硬化的一部分，冠心病患者必须详细评估肾动脉的状况。肾动脉狭窄可导致肾灌注降低，激活肾素-血管紧张素-醛固酮系统（RAAS 系统），导致高血压和严重肾功能不全。当一侧肾动脉异常时，一定要准确评估对侧肾动脉的情况，因为对侧狭窄的可能性＞30%。

肾动脉狭窄 CTA 表现为偏心或向心钙化斑块及粥样硬化斑块，除了直接看到动脉狭窄外，间接征象包括狭窄后动脉扩张、肾萎缩、肾皮质强化减低等。副肾动脉也应仔细评估，因为副肾动脉狭窄亦可导致继发性高血压。肾动脉狭窄首先推荐腔内成形治疗。

【影像学表现】

1. CT

（1）动脉粥样硬化性狭窄：多呈偏心性狭窄，较大斑块可表现为血管腔内充盈缺损，狭窄段后可出现梭形扩张，腹主动脉及分支常同时可见管壁增厚、钙化斑块形成等动脉硬化的表现。

（2）多发性大动脉炎：狭窄段管壁增厚，管腔光滑呈管状，常伴有狭窄后扩张，腹主动脉、髂总动脉或胸主动脉狭窄与扩张相间，甚至出现动脉瘤样扩张。

（3）肾动脉肌纤维增生症：肾动脉狭窄多为向心性狭窄，狭窄后常伴有扩张，典型病例为多发节段性狭窄所致肾动脉呈"串珠"状表现，无主动脉或其他动脉狭窄及扩张等异常表现。

（4）严重肾动脉狭窄时，可出现肾实质灌注减低、肾体积缩小等表现（图 12-5）。

2. MRI 冠状位和矢状位可显示缺血性肾萎缩的全貌，MRA 可显示狭窄肾动脉的位置。

3. 尿路造影 受累肾脏普遍或局限性缩小，肾实质萎缩变薄，肾盂肾盏较小，患侧肾实质密度减低；肾盂延迟显影，肾盂肾盏显影浅淡或不显影，患侧肾盂显影逐渐加强；输尿管窄小，输尿管上段有多处小波浪状压迹。

4. 肾动脉造影 对于怀疑肾动脉狭窄的患者，首先进行腹主动脉肾动脉造影，并观察双侧肾动脉开口及腹主动脉情况。怀疑为肾内动脉病变者，再进行选择性肾动脉造影。肾动脉造影表现包括：肾动脉狭窄，大动脉炎及动脉粥样硬化狭窄多位于肾动脉根部，即肾动脉开口处及近 1/3 段；纤维肌增生则常导致中远段肾动脉狭窄。狭窄段的长度可从几毫米到整个肾动脉段，狭窄形式可分为向心性狭窄、偏心性狭窄、单发性狭窄、多发性狭窄和箭形狭窄，远端狭窄血管稀疏细小，受累肾段萎缩，肾脏局部轮廓不整，形成动脉瘤。肾实质期，出现皮髓质交界区不清和瘢痕所致肾轮廓不规则等，侧支循环形成，侧支循环血管扩张、迂曲、排列紊乱，相互交错盘缠，肾实质期表现为肾供血不足、肾萎缩和排泄功能不良。肾实质显影延迟、浓度低，甚至不显影。

【诊断与鉴别诊断】

1. 急性肾动脉栓塞　肾动脉突然中断，肾内动脉不显影、无侧支循环，肾实质不显影。有时可见栓子引起的充盈缺损。结合临床不难鉴别。

2. 慢性肾动脉栓塞　肾梗死形成，肾动脉主干或其分支完全或部分中断，梗死区无血管显影，梗死区萎缩，肾实质像上为低密度区。

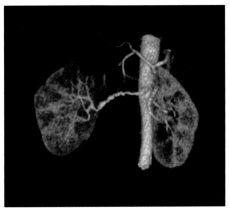

图 12-4　右肾动脉纤维肌发育不良

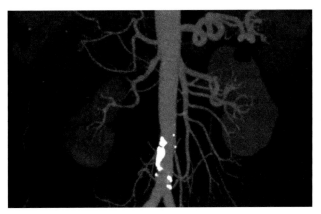

图 12-5　右肾动脉狭窄 CTA

【比较影像学】

肾动脉造影是肾动脉狭窄的最佳检查方法，它能清楚地显示肾动脉狭窄的情况，但不能清楚观察肾脏本身的异常改变。CT 和 MRI，尤其是 CTA 和 MRA 是诊断肾动脉狭窄的有效方法，一般情况下能够满足诊断需要。超声在检查肾动脉狭窄方面有一定的局限性，因此只作为初筛检查手段。CTA 可清楚显示狭窄肾动脉的形态、范围和程度，已成为一种可靠的、无创的肾血管成像方法，目前肾动脉狭窄的诊断准确率已达到 90% 以上。用于重建的 3 种技术包括最大密度投影（MIP）、表面阴影遮盖（SSD）和容积漫游技术（VRT）。MIP 和 VRT 在肾动脉狭窄的 CTA 评估中是互补的，因为已知肾动脉具有曲折和可变的路径，仅轴向图像可能是不够的，CTA 体积数据可以允许在多个平面和投影中展示肾动脉。此外，CTA 可以提供有关血管壁状态的额外信息，包括血管壁钙化和斑块。使用源图像和体积渲染图像进行详细评估至关重要，因为 MIP 渲染技术低估或掩盖了动脉粥样硬化钙化斑块的严重程度。当血管重叠时，体积渲染图像也更为有用。在一项研究中，具有实时交互式体积渲染的 CTA 的特异度为 99%，而 MIP 对肾动脉狭窄的特异度为 87%。此外，肾动脉狭窄的一些继发征象也可以通过 CTA 显示出来，如血管狭窄后的扩张、受累肾脏强化的减低及肾实质的萎缩等变化。副肾动脉很难在多普勒超声上进行评估，通常可能出现假阴性结果，而 CTA 有助于检测副肾动脉。CTA 在肾支架移植的评估中也起着重要作用，通常可以区分高衰减移植材料和腔内对比材料。然而，如果肾功能受损，CTA 的一个主要缺点是碘化静脉对比剂潜在的肾毒性。电离辐射暴露也日益受到关注，尤其是对于年轻患者和妊娠患者。

二、肾动脉瘤

【临床与病理】

肾动脉瘤的患病率约为 1%。大多数肾动脉瘤发生于 40～50 岁的女性。动脉瘤大多见于主肾动脉或肾动脉分叉处，先天性发育异常及动脉粥样硬化斑块引起的血流障碍是其主要病因。肾实质外动脉瘤，如分叉处的动脉瘤，约占所有肾动脉瘤的 85%，其余的是肾实质内动脉瘤。大多数肾动脉瘤为囊性（80%）和非钙化性（82%）。多发性肾内小动脉瘤通常与结节性多动脉炎或真菌感染有关，如静脉吸毒者的真菌性动脉瘤、肾假性动脉瘤或动脉壁破裂，通常继发于炎症和外伤。肾动脉瘤发生于肾动脉壁薄弱或腔内压力过高的患者，大部分患者无症状，但可能突然破裂、形成血栓或栓塞。病因可能为高血压或 FMD，超过 1.5cm 的肾动脉瘤有治疗指征，< 1.5cm 常需要每年随访。如出现难治性高血压或血管栓塞，则需要治疗。患者妊娠会导致破裂风险增加至 50%，一定要密切评估，必要时手术治疗。

【影像学表现】

CT 平扫显示肾内或肾周略高密度的结节或肿块影，其 CT 值等同于同一平面内动脉血管的 CT 值，边缘清楚锐利，部分结节或肿块周边可以出现弧形钙化（图 12-6）。

（1）动态增强扫描显示结节或肿块呈明显均匀强化，强化程度高于肾实质，相当于动脉的强化程度，瘤腔内可见低密度附壁血栓形成。

（2）病变侧血管增粗，并与肿块相连，肾盂、肾盏及肾实质可有受压改变。

（3）CTA 能清楚显示瘤体与供血血管的关系、瘤体的位置、形态及瘤颈部是否扭曲等特征，为临床术前评估提供了重要信息。

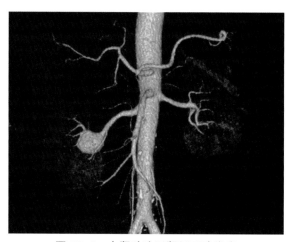

图 12-6　右肾动脉近肾门区动脉瘤

【诊断与鉴别诊断】

肾外型动脉瘤易于诊断，肾内型动脉瘤需与以下两种疾病相鉴别。①肾肿瘤：平扫肿块多为等密度或稍高密度，增强后与动脉强化方式不一致，CTA 显示肿块与肾动脉关系不密切；②急性肾内血肿：平扫呈高密度，增强后肿块多不强化。

【比较影像学】

CT 扫描是一种可重复的诊断和随访方法，CTA 可以显示动脉瘤的起源、范围，以及其与其他血管的关系，附壁血栓的存在使肾脏容易发生梗死。轴向、MIP 和体积渲染图像可以提供有关肾动脉瘤的位置、类型、钙化和血栓形成情况的详细信息，肾动脉瘤破裂的风险很小，特别是当动脉瘤壁存在边缘钙化时，但目前很难预测多大的肾动脉瘤容易破裂并应该修复，许多外科医生以 1.5 ~ 2.0cm 作为手术干预的标准。有人认为壁内钙化减少是破裂的危险因素，因此肾动脉瘤的大小和钙化是很重要的，CTA 具有与传统血管造影相似的诊断准确性，并且具有更快、更具成本效益和无创评估肾血管系统的额外优势。

对比增强 MRA 能可靠地识别肾动脉瘤，然而 MRA 不能提供动脉瘤壁或钙化的详细信息。3D MRA 图像可以清楚地显示大动脉瘤和影响主肾动脉或大节段分支的动脉瘤。然而，由于其有限的空间分辨率，对发生于结节性多动脉炎患者的肾内小动脉瘤的显示可能不太可靠。

三、肾动脉夹层

【临床与病理】

大多数肾动脉夹层由主动脉夹层发展而来，孤立的肾动脉夹层多是血管腔内手术和腹部钝性外伤并发症。自发性肾动脉夹层非常罕见，原因不明，发病诱因可能为肌纤维发育不良、恶性高血压、严重的动脉粥样硬化等。临床表现包括急性侧腹痛、肾功能减退和高血压等非特异性症状。

【影像学表现】

1. 直接征象 在 CTA 上，肾动脉夹层的典型影像学表现为内膜连续性中断，破口可有一个或多个，肾动脉内膜片内移，其将主动脉管腔分为真腔和假腔，通常真腔较假腔小，真腔与主动脉相通，但也可能由于肾动脉管径较小或血栓栓塞而看不到内膜片（图 12-7）。

2. 间接征象 如管腔阶段性狭窄、局部血流中断、远端缺血改变等，此时需要 DSA 助诊。

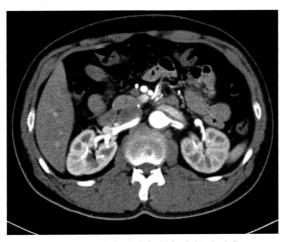

图 12-7 左肾动脉起始部真假腔形成

【诊断与鉴别诊断】

肾动脉夹层诊断并不困难，急诊首选床旁超声检查，可提示诊断，但需行 CT 血管造影进一步确诊及制订手术方案，MRI 无须对比增强即可显示撕脱的内膜片及破口；对比增强

MRA 能清晰显示真、假腔及腔内血栓，并满足分型的诊断要求。

【比较影像学】

对于肾动脉夹层的术前检查，目前临床上主要是采用 CT 平扫、主动脉 CTA 评估夹层的范围及分支受累情况。CTA 具有直观、便捷、检查时间短的优点，降低了检查期间夹层进一步加重甚至破裂的可能性；其缺点是不能动态反映主动脉夹层对主动脉分支血管灌注的影响。从理论上来说，随着主动脉内血流变化，夹层的内膜片也可能出现动态变化，进而对肾脏的灌注产生影响，这一点是只能反映静态结果的 CT 检查所不能捕捉到的。Bossard 等尝试使用超声评估接受体外循环手术患者的肾动脉血流状态，以肾动脉阻力指数评估肾脏灌注流量，但传统的多普勒超声检查需要穿过较厚的体表组织，因此检查结果常受患者体型的影响，且存在检查过程中夹层病变加重甚至破裂的风险。

四、肾动静脉畸形

【临床与病理】

动静脉（AV）交通是从动脉到静脉的直接通道，无须毛细血管床。动静脉瘘有两种类型：先天性和后天性，后者占比不到 25%，其类型包括动静脉瘘和动静脉畸形。动静脉瘘是动脉和静脉之间短路的病变，而动静脉畸形为多个大动脉供血血管和众多静脉交通的病变。

动静脉瘘可由外伤、手术、肿瘤、炎症或直接进入静脉的动脉瘤侵蚀引起。动静脉瘘以男性为主。小的动静脉瘘是无症状的，但较大的可能会出现异常杂音和血尿。动静脉瘘远端肾实质的缺血可诱发肾素介导的高血压和肾功能受损。高达 16% 的移植肾脏活检后可以看到瘘管。这些患者大多数会自愈，很少需要干预。

【影像学表现】

CT 平扫表现为血管密度的肿块，大小不等，形态规整或不规整，如出现血凝块形成、血管壁钙化、合并结石、肿瘤等，病灶密度可不均匀。增强 CT 动脉期，病灶表现为与主动脉强化一致的肿块；静脉期通常显示扩张的肾静脉，并显示与下腔静脉相同的强化方式（图12-8）。CT 血管造影（CTA）及其三维重建（MIP、MPR、CPR、VP）能够显示增粗的供血动脉和扭曲紊乱的血管团，回流静脉在造影早期即可显影。

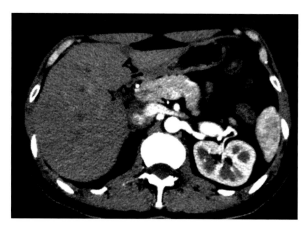

图 12-8　左肾门区见动静脉畸形形成

【诊断与鉴别诊断】

肾脏的形态、肾实质和肾周病变的位置、大小、形态，以及肾脏受压的情况对病变具有一定的诊断及鉴别诊断意义。对于核医学检查中核素肾血池或肾实质显影对肾静脉瘘及肾血管受压的诊断无特异性，对于鉴别诊断具有一定的价值。

【比较影像学】

在灰度超声上，肾动静脉畸形（AVM）显示为肾积水和无回声囊状肿块。在彩色多普勒超声上，AVM 显示粗糙的马赛克振动伪影或来自动脉和静脉的多普勒信号的调制，频谱多普勒超声显示收缩期和舒张末期频移较大，电阻指数低于正常肾内动脉的电阻指数。肾 AVM 可位于实质内或肾窦内，在增强 CT 上，难以将肾 AVM 与肾细胞癌区分开，因为两者都显示强化。当在肿块内看到典型的流动模式时，多普勒超声可以确认肿块是肾 AVM。

CT 表现取决于对比剂给药、对比剂用量和注射速率，增强 CT 对检测具有供血动脉和回流静脉的肾内血管肿块很重要。肾 AVM 可能会出血，导致实质、包膜下或肾周血肿。

肾功能较差的患者可以做 MRI 检查。非增强的 MRI 通过流动效应可证明是否为第 AVM。据报道，重 T_2 加权序列在确定血管畸形程度方面具有很高的准确性。MRI 有助于通过显示病变中的流动效应区分肾 AVM 与肿块性病变。血管造影是肾 AVM 诊断的参考标准，它可显示供血动脉和回流静脉的详细解剖结构，有助于在治疗前进行准确规划。

第十三章

肠系膜动脉疾病

肠系膜血管病变是指由供血不足导致小肠或结肠发生缺血性损伤。肠系膜血管闭塞可由血栓、栓塞和损伤引起，急性肠系膜血管缺血性病变主要包括肠系膜上动脉栓塞、肠系膜上动脉血栓形成和肠系膜上静脉血栓形成等。肠系膜血管的急性血液循环障碍可导致肠管缺血坏死。肠系膜动脉栓塞常发生于风湿性心脏病、动脉粥样硬化斑块脱落等。

第一节　肠系膜动脉影像解剖

一、正常肠系膜动脉解剖

（一）肠系膜上动脉

肠系膜上动脉（SMA）是腹主动脉的第二个腹侧不成对的分支。该动脉供应远端十二指肠、小肠、大肠至横结肠。鉴于其供应极其重要的结构，以及它为腹腔动脉和肠系膜下动脉提供的重要侧支，SMA 闭塞的发病率非常高。在解剖学上，SMA 起源于腹腔干远端约 1cm 处，经胰头与十二指肠水平部进入肠系膜根内。与腹腔动脉相比，SMA 以锐角进入。如果这个角度太尖锐，可能会导致胡桃夹综合征或 SMA 综合征。SMA 分支包括胰十二指肠前、后下动脉，空回肠动脉，中结肠动脉，右结肠动脉（图 13-1）。

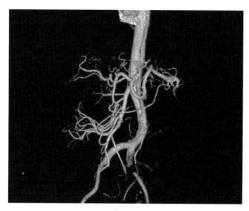

图 13-1　肠系膜动脉正常解剖 CTA

（二）肠系膜下动脉

肠系膜下动脉（IMA）向横结肠远端 1/3、结肠脾曲、降结肠、乙状结肠及直肠上部供血。它起源于主动脉分叉正上方左侧的前外侧方向，通常在 L_2 和 L_4 椎体之间。它在腹膜后平面向乙状结肠行进。IMA 主要分支血管包括左结肠动脉、乙状结肠动脉、直肠上动脉。

左结肠动脉由升支和降支组成。上行侧支至中结肠动脉、远端横结肠和脾曲，在脱水或肠系膜闭塞性疾病的情况下，该区域处于分水岭缺血的高风险。下行的左结肠动脉分支至乙状结肠动脉。乙状结肠动脉由结肠系膜内的 2 个或 3 个乙状结肠动脉分支组成。最上面的乙状结肠动脉与左结肠动脉相连，而最下面的乙状结肠动脉与直肠上动脉相连。直肠上动脉向下进入骨盆，分为左右两支。直肠上动脉、直肠中动脉（髂内动脉的分支）和直肠下动脉同时分支。

二、肠系膜动脉的解剖变异

肠系膜血管结构的解剖结构变化很大。腹腔动脉、SMA 或 IMA 变异的患者是很常见的，前者更为常见。

（一）腹腔动脉变异

正常腹腔动脉的构成包括肝总动脉、胃左动脉、脾动脉。

在某些情况下，肝总动脉起源于主动脉，而胃左动脉和脾动脉形成共同起源。不太常见的是肝脾干或肝胃干形成，其他分支来自主动脉。胃左动脉是一个相对恒定的结构。然而，在 10% 的情况下，它可能出现副肝左动脉或替代肝左动脉（图 13-2）。

肝左动脉和肝右动脉变异可与肝总动脉变异同时出现，也可作为孤立的变异出现。肝左动脉变异更常与其他变异合并发生，20% 为单独发生，通常是替代胃左动脉或辅助肝左动脉。当肝总动脉缺失时，肝左动脉可能起源于主动脉或腹腔动脉。当没有肝总动脉时，替代或副肝右动脉可能起源于 SMA（共同）或主动脉。在 70% 的病例中，胆囊动脉通常起源于肝右动脉，然而它与肝总管的关系是可变的，在 11% 的病例中可能出现副胆囊动脉。源自肝总动脉的正常胃十二指肠动脉发生率为 75%。其起源的变异通常由肝动脉变异所致。因此，它可能来自异常的肝总动脉（SMA 外）、替代的肝右动脉或肝左动脉。

脾动脉异常可能是腹腔动脉异常的一部分。脾动脉可以起源于 SMA，而不是腹腔动脉。脾动脉也可能源自主动脉的分支，还可能起自胃左动脉或肝左动脉（图 13-3）。

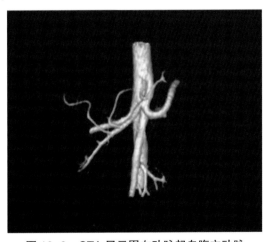

图 13-2 CTA 显示胃左动脉起自腹主动脉

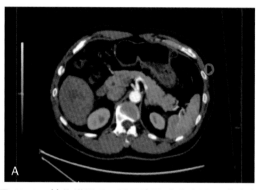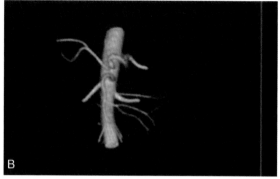

图 13-3　轴位增强 CT 显示腹腔动脉变异：脾动脉及肝总动脉直接起自腹主动脉，腹腔干缺如（A）；VR 显示腹腔动脉变异：脾动脉及肝总动脉直接起自腹主动脉，腹腔干缺如（B）

（二）SMA 变异

如上所述，SMA 可有大量与动脉相关的变异，通常从腹腔干可见。SMA 可起源于腹腔干，也可提供肝动脉或胃、脾、胰副血管的任何组合（图 13-4）。约 68% 的 SMA 解剖结构是正常的。回结肠动脉似乎是 SMA 中最一致的结构。其他血管有一定程度的变异性。虽然在正常情况下有一个单独的分支，即中结肠动脉，但在部分病例中可以与右结肠动脉共用一个主干（中结肠 - 右结肠动脉），这是最常见的变异（图 13-5）。如果没有与中结肠动脉发生异常解剖，则右结肠动脉可能是 SMA 的一个独立分支或回结肠动脉的一个分支。8% ~ 10% 的病例可能有两条右结肠动脉，较少的情况下可看到中结肠动脉和右结肠动脉缺失，或者中结肠可能向脾曲延伸一个大分支。在非常罕见的情况下，中结肠动脉可能是腹腔动脉的一个分支。

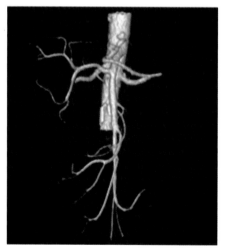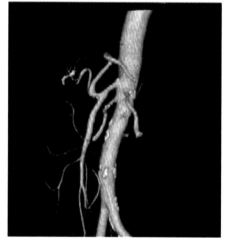

图 13-4　SMA 变异：肝总动脉起自肠系膜上动脉

图 13-5　SMA 变异：腹腔干与肠系膜上动脉共干

（三）IMA 变异

IMA 在位置和起源方面几乎没有变化。然而，在 86% 的病例中，左结肠动脉上行至脾曲时可能受到限制，威胁到该区域边缘动脉的侧支（图 13-6）。事实上，只有 60% 的病例在脾曲处和 50% 的病例在直肠上部可能出现侧支化。IMA 的主要变化包括乙状结肠动脉分裂形成动脉弓和髂内动脉分支的侧支化，而且很少有起源于髂内动脉的乙状结肠动脉。

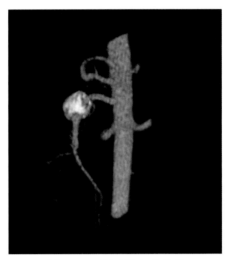

图 13-6 肠系膜上动脉瘤

第二节 肠系膜动脉疾病影像诊断

一、肠系膜动脉血栓

【临床与病理】

本病多发生于肠系膜上动脉或静脉的主干或分支血管。血管栓塞后，缺血缺氧导致肠壁出现痉挛，继而充血、水肿、出血和坏死，局部可能出现肠壁穿孔，临床上表现为血运性肠梗阻。肠腔内有气体和液体滞留，多为血性积液。除了肠系膜动脉栓塞外，常合并脾动脉、肾动脉等栓塞。

临床上，患者多主诉腹痛，体征不明显，如果病情持续发展，可能会出现持续性腹痛、呕吐血性物、腹泻、血便，以及休克症状和体征。

【影像学表现】

1. X 线 在发病初期，往往缺乏明显的影像学征象，表现因闭塞的部位和范围不同而不同。X 线表现与肠梗阻基本相同（图 13-7）。

（1）肠曲充气扩张：肠曲扩张的范围与闭塞肠系膜上动脉的分布一致，即从小肠至近端结肠。也可出现脾曲截断征，即脾曲以上的大肠和小肠气体积聚、积液和扩张，结肠脾曲以下大肠没有气体积聚、积液。

（2）受累肠管的改变：受累肠管管壁增厚、僵硬及管腔扩张、黏膜皱襞增厚，造影检查显示肠管呈锯齿状。

（3）肠壁坏死和门静脉积气征象：肠系膜血管闭塞引起肠坏死后，黏膜层破裂，肠腔内气体可通过裂口进入肠壁，并可进入血管顺流至门静脉内。在腹部平片上，肠壁积气表现为小肠肠腔之外沿肠道分布的弧形线状透明影，只有在气体进入肝脏之后，门静脉积气才容易显示出来。

（4）腹水：可见结肠旁沟变宽、肝三角消失及肠间隙增宽等征象。

2. CT　平扫具有一般肠梗阻的表现。肠系膜上动脉栓塞时增强扫描可见肠系膜上动脉无强化或管腔内局限性充盈缺损，肠管扩张、积液，发生急性小肠坏死时，肠壁可见积气。合并脾、肾动脉栓塞患者，脾及肾脏增强速度减慢，强度减弱，可见扇形或斑片状低密度区。发生肠系膜上静脉血栓时，增强扫描肠系膜上静脉内可见对比剂充盈缺损，肠袢增厚水肿，病变处肠壁未见强化或强化明显减弱，肠袢扩张并出现积液，肠系膜区脂肪间隙模糊且密度增高，如出现肠壁内积气的表现，则提示出现肠壁坏死。多层螺旋 CT 后处理及 CTA 可直接显示肠系膜上动静脉主干及较大分支内的血栓，是诊断本病的最佳手段（图 13-8）。

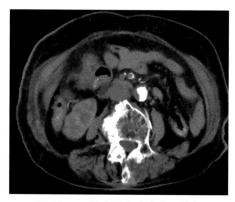
图 13-7　肠系膜上动脉充盈缺损

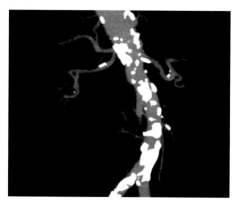
图 13-8　肠系膜动脉血栓 CTA

【诊断与鉴别诊断】

肠壁缺血可由动脉因素引起，亦可由静脉因素引起，肠系膜上静脉栓塞较动脉栓塞少见，可由肿瘤、炎症、门静脉高压、血液系统疾病和口服避孕药引起。其临床表现及病程与肠系膜上动脉血栓形成基本相同，以往只能通过 DSA 鉴别。目前，增强 CT 和 MRI 横断面可以显示血栓或栓塞的部位是位于动脉还是位于静脉，从而准确、快速地区分这两种病变。

【比较影像学】

腹部 X 线片提供的诊断信息有限，需密切结合临床才能做出初步诊断。如有急性腹痛、血便及风湿性瓣膜病者，应考虑本病可能。

MRI 检查与多层螺旋 CT 相似，也可通过 MRA 观察血管内是否有栓塞，但效果不如 CTA。

多层螺旋增强 CT 扫描和 CTA 检查可直接显示肠系膜上动脉或静脉主干及较大分支内血栓或闭塞。CT 检查速度快且较为便捷，禁忌证相对较少，可为本病的诊断和鉴别诊断提供可靠依据，故临床应用广泛。

二、肠系膜上动脉夹层

【临床与病理】

夹层发病部位多位于肠系膜上动脉近心端距起始部几厘米之内，该位置正好是肠系膜上动脉由固定段移行于活动段的部位，弯曲易造成内膜撕裂。一旦内膜撕裂，壁内血肿在外中膜内沿平行于内膜的路线纵向延伸，破坏了动脉的滋养血管，偶尔会诱发动脉瘤。肠系膜动脉夹层的自然过程是可变的，也可能发展为假腔血栓形成或血管进行性剥离、假腔快速扩张导致真腔变窄或闭塞，或通过外膜破裂。

肠系膜上动脉夹层可无明显的临床症状，无症状患者可从腹部 CTA 上偶然发现，这取决于夹层的位置、动脉受累的程度和缺血性改变的严重程度。有症状的肠系膜上动脉夹层分为急性和慢性，腹痛是大多数患者最常见的症状。

【影像学表现】

CT

（1）平扫 CT：受累血管增粗且密度增高，周围脂肪间隙模糊，夹层继发的器官缺血征象。

（2）增强 CT：直接征象包括增强后动脉期见撕裂的内膜片游离内移、假腔内可见血栓形成、出现壁间血肿。轴位像显示假腔呈环形或新月形，多数以新月形出现。夹层破口的部位以受累血管近段较为多见。分型：Ⅰ型为真假腔管腔均通畅，可见假腔的进出口。Ⅱ型为真腔通畅，假腔无血流。其中，Ⅱa 型为假腔无出口；Ⅱb 型为假腔内血栓形成，常伴真腔狭窄。Ⅲ型为管腔完全闭塞。

【诊断与鉴别诊断】

肠系膜上动脉夹层的临床表现多种多样。在急性期，大多数患者会突然出现严重腹痛和（或）背痛。疼痛首先是由夹层本身引起的，它会刺激肠系膜动脉的伤害感受器。另一种类型的疼痛通常发生较晚，与肠缺血或肠系膜血肿有关。其他常见症状为恶心、呕吐和慢性腹痛。如果 SMA 狭窄或闭塞且处于缺血性肠黏膜坏死的晚期，可观察到餐后腹痛和便血。慢性肠系膜缺血也可能出现腹泻、便秘和体重减轻。该病可能会退化到无症状阶段，或发展为更广泛的 SMA 闭塞或夹层动脉瘤，有肠缺血或动脉破裂的风险。

【比较影像学】

当怀疑肠系膜上动脉夹层时，CTA 是一种一线诊断方法。过去 10 年中，CT 成像技术进展突飞猛进，特别是在交互式 MPR、MIP 和 三维（3D）渲染方面。如果假腔或真腔中存在急性血栓，则 CT 显示为高密度区域。动态增强 CT 有助于通过内膜瓣将真腔与假腔分开，现代多探测器 CT 能够以优异的空间和时间分辨率进行成像。除了快速准确之外，CTA 还提供详细信息，包括内膜瓣、解剖结构、壁血栓形成、壁内血肿、真假腔和受损的内脏动脉。

磁共振血管造影（MRA）是一种替代检查，但它通常不能提供与 CTA 相同的详细信息。如今，对钆对比剂诱导的肾源性系统纤维化的认识极大地限制了对比增强 MRI 在肾小球滤过率＜ 60ml/min 患者中的使用。病例报告显示，不使用静脉对比剂的 MRI 可以应用 DWI 序列或 RAD 序列通过使用 3D 流入反转恢复序列来识别肾梗死。这对肾衰竭患者特别有用。

三、肠系膜动脉瘤

【临床与病理】

内脏动脉瘤（VAA）是指腹腔动脉、肠系膜上动脉（SMA）、肠系膜下动脉（IMA）及其分支的动脉瘤，动脉扩张以致超过其正常直径 1.5 倍则可诊断。VAA 是一种罕见的疾病，根据尸检结果，其在一般成年人群中的发病率为 0.1%～2%，在老年人群中的发病率高达 10%。不管病因如何，大多数 VAA 的自然病程似乎是逐渐扩大，最终导致破裂。与 VAA 破裂相关的死亡率为 10%～90%。随着现代成像技术的发展和成像研究，如双功能超声（DUS）、CT 血管成像（CTA）和 MRA 的日益普及，越来越多的 VAA 在破裂前已被检测到。VAA 中相对常见的是脾动脉瘤（SAA，60%），其次是肝动脉瘤（HAA，20%）、肠系膜上动脉瘤（SMAA，5.5%）。

【影像学表现】

CTA 具有无创性和动脉瘤定位的优势，动脉瘤与周围结构的关系、大小测量、侧支血流评估和动脉瘤出血位置的识别是手术计划的必要条件。通常，VAA 的诊断可以通过横断面成像进行诊断，尤其是在内脏分支动脉瘤中。在肠系膜动脉瘤患者中，CT 扫描可以显示邻近均匀强化的结构，这高度提示相关假性动脉瘤。

【诊断与鉴别诊断】

1. 腹腔动脉瘤（CAA）　大多数 CAA 是有症状的，表现为隐约的腹痛。胆道梗阻患者也可能出现胃肠道出血和黄疸。据报道，近 25% 的 CAA 发生了"双破裂"现象。

2. 胰十二指肠动脉瘤（PDAA）和胃十二指肠动脉瘤（GDAA）　PDAA 和 GDAA 引起的症状通常不明确，包括可能向背部放射的上腹痛，其他症状可为胃肠道出血、低血压、呕吐、腹泻和黄疸等。1956～2011 年报道的 74 例 GDAA 中，动脉瘤破裂引起的胃肠道出血是最常见的临床表现（52%），其次是腹痛（46%）；只有 7.5% 的患者没有症状。PDAA 破裂可能导致腹膜后间隙、腹腔或胃肠道潜在的致命性出血。

3. 肠系膜下动脉瘤（IMAA）　约 85% 的病例会出现腹痛和低血容量性休克，但约 50% 的肠系膜下动脉瘤是无症状的。

4. 肠系膜上动脉瘤（SMAA）　与其他 VAA 相比，未破裂的 SMAA 更容易引起症状；除了腹痛，患者可能会出现恶心、呕吐、胃肠道出血或体重减轻。高死亡率是由于 SMAA 自由破裂进入腹腔并伴有肠缺血。

【比较影像学】

1. MRA　是一种替代检查，但通常无法提供与 CTA 相同的详细信息。

2. 选择性动脉造影　如今，血管造影很少用作诊断方式。相反，它更常与 VAA 的经皮血管内治疗或内脏分支动脉瘤的诊断结合使用，这很难通过无创影像学研究确定相关解剖结构。选择性肠系膜血管造影是进行血管内治疗时了解解剖结构的必需条件，包括动脉瘤的位置、流入和流出、侧支和受累动脉的曲折情况。然而，当动脉瘤内存在壁血栓或大量血栓时，可能无法观察到 VAA。

第十四章

脑静脉窦血栓

脑静脉窦血栓（cerebral venous sinus thrombosis，CVST）是一种特殊类型的脑血管疾病，发生率不足所有脑卒中的1%。通常以儿童和青壮年多见，而儿童患者中又以感染引起的侧窦和海绵窦多见。化脓性中耳炎和乳突炎患者易并发横窦和乙状窦的血栓形成，统称为侧窦血栓形成（lateral sinus thrombosis）。根据病变性质，CVST 可分为炎症型和非炎症型两类。炎症型 CVST 中，海绵窦和横窦是最常受累的部位；而非炎症型 CVST 中，上矢状窦最容易受累。横窦、乙状窦血栓形成多继发于化脓性乳突炎或中耳炎。

第一节　颅内静脉窦影像解剖

一、颅内静脉窦的组成

颅内静脉系统主要由深静脉系统、表浅静脉、硬脑膜静脉窦组成。颅内深静脉主要包括 Galen 静脉、大脑内静脉及其属支、Rosenthal 静脉（基底静脉）及其属支、髓质及室管膜下静脉。颅内上部表浅静脉通常以其所引流的皮质区域命名，颅内下部表浅静脉主要包括 Labbé 静脉和 Sylvian 静脉。颅内静脉窦分为上矢状窦（superior sagittal sinus，SSS）、下矢状窦（inferior sagittal sinus，ISS）、直窦（straight sinus，SS）、左侧横窦（left transverse sinus，LTS）、左侧乙状窦（left sigmoid sinus，LSS）、右侧横窦（right transverse sinus，RTS）、右侧乙状窦（right sigmoid sinus，RSS）、窦汇（confluence of sinus，CS），其解剖位置及引流分布见图14-1 和图 14-2。

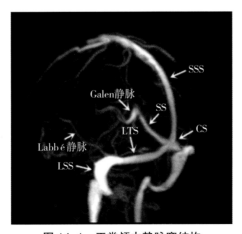

图 14-1　正常颅内静脉窦结构

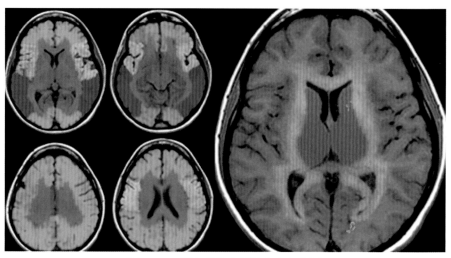

图 14-2　颅内静脉窦引流分布示意图

绿色区域静脉主要引流入上矢状窦，上矢状窦同时引流矢状窦旁皮质区静脉。黄色区域静脉主要引流入 Sylvian 静脉。蓝色区域静脉主要引流入横窦，也可引流入 Labbé 静脉。粉色区域静脉引流 Galen 静脉，浅蓝色区域为深部白质静脉引流区域

二、颅内静脉窦的解剖变异

颅内静脉窦的发育有多种解剖变异。例如，49% 的正常人横窦发育不对称，右侧横窦一般比左侧横窦宽，约有 20% 一侧横窦部分或完全缺如。窦汇结构可有多种形式的解剖变异，窦汇是由上矢状窦与直窦在枕内隆凸处汇合而成的硬脑膜窦，一般分为六型。①窦汇型：即上矢状窦、直窦和左右横窦汇合于枕内隆凸处，约占 19%。②双分支型：上矢状窦与直窦均分为左右两支，分别汇合成左横窦和右横窦，约占 34%。③上矢状窦分支、直窦偏侧型：即上矢状窦分为左右两支，直窦不分支偏向左侧或右侧，约占 16%。④直窦分支、上矢状窦偏侧型：即直窦分为左右两支，上矢状窦不分支偏向左侧或右侧，约占 28%。⑤单偏侧型：即上矢状窦和直窦均不分支，分别偏流于相反的一侧，约占 3%。⑥双偏侧型：即上矢状窦与直窦同偏流于左侧或右侧，这种类型少见，仅见个别报道（图 14-3）。

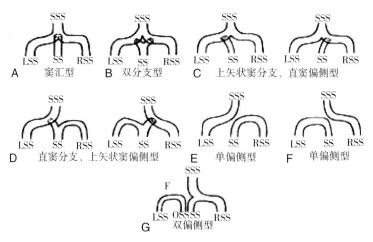

图 14-3　窦汇结构的解剖变异

第二节 颅内静脉窦血栓的影像学表现

【临床与病理】

颅内静脉窦血栓是一种少见的脑卒中，有 1%～2% 的脑卒中由静脉窦血栓引起，所有年龄阶段均可发病，多为年轻患者。与颅内动脉血栓不同，颅内静脉窦血栓脑实质改变继发于细胞毒性水肿和血管源性水肿或脑实质出血，患者症状主要是由静脉梗阻所导致的局部神经功能受损和静脉窦血栓引起的颅内高压，这两种病理过程常同时存在。脑静脉闭塞可导致局部脑水肿和静脉型脑梗死，血栓形成可导致静脉压升高，从而影响脑脊液的吸收，继而产生颅内高压。颅内静脉窦血栓的病因包括炎症性病因和非炎症性病因：炎症性病因主要包括颜面部、耳部炎症性疾病，脑膜炎及全身性感染疾病等；非炎症性病因主要是各种原因所导致的血液高凝状态，如全身衰竭、脱水、妊娠、产褥期、长期口服避孕药、同一姿势久坐等。仍有 20%～25% 的患者无病因或危险因素。临床常表现为头痛、局部神经功能障碍、癫痫发作、视物模糊、视盘水肿、意识障碍等症状。临床症状缺少特异性，可持续数日。延误诊断可导致较高的致死率和致残率。颅内静脉窦血栓的诊断主要根据临床症状及影像学表现。

【影像学表现】

1. 血栓直接征象

（1）临床怀疑颅内静脉窦血栓患者的平扫 CT 常表现为正常，约 30% 的静脉窦血栓患者 CT 检查可以发现异常改变。平扫 CT 可以直接显示颅内静脉窦血栓，但其只能显示早期的颅内静脉窦血栓，20%～25% 早期颅内静脉窦血栓患者表现为静脉窦内的均匀高密度，后部矢状窦内血栓可表现为三角形高密度，然而静脉窦内高密度缺乏特异性，红细胞增多症、脱水的患者也可表现为静脉窦内的均匀高密度。增强 CT 扫描存在血栓的上矢状窦，后部节段可表现为 Delta 征，血栓进入慢性期阶段后，由于血栓内血管的形成和再通，可表现为明显强化，因此，空 Delta 征随病程进展消失。颅内静脉窦结构解剖变异有时会引起空 Delta 征改变，需要加以鉴别。

（2）MRI 多序列成像对于颅内静脉窦血栓的发现具有较高的敏感性，血栓不同时期 T_1WI、T_2WI 信号变化特点不同。

1）急性期（出现临床症状的时间小于 7 天）：急性期血栓是由还原血红蛋白组成，血栓信号 T_1WI、T_2WI 均呈等信号，T_2-FLAIR 序列扫描急性期血栓呈高信号，因此 T_2-FLAIR 序列可以提高急性期颅内静脉血栓的检出率。

2）亚急性期（出现临床症状的时间为 7～14 天）：亚急性期分为早期和晚期。亚急性期早期血栓内成分主要是细胞内高铁血红蛋白，T_1WI 呈等信号，T_2WI 呈低信号；亚急性期晚期 T_2WI 血栓内成分主要是细胞外高铁血红蛋白，T_1WI、T_2WI 均呈高信号。

3）慢性期（出现临床症状的时间大于 15 天）：T_1WI 呈等信号，T_2WI 呈等或高信号，信号特点可能与慢性血栓内血管结缔组织有关。

4）近几年来，文献报道 T_2^*WI、T_1-3D-SPACE 序列也可以用于颅内静脉血栓影像诊断，T_2^*WI 对于诊断上矢状窦、深静脉、皮层静脉内急性及亚急性血栓具有较高的诊断价值，急性、亚急性血栓 T_2^*WI 呈低信号改变，由于颅骨信号的影响，T_2^*WI 对于横窦及乙状窦内血栓没有诊断价值。T_1-3D-SPACE 技术可以抑制血流信号，从而实现磁共振颅内静脉窦黑血成像，颅内静脉窦内血流信号被抑制可以更好地显示血栓的信号特点，增强扫描可以清楚地显示不同时期血栓强化特征。T_1-3D-SPACE 采集图像可以实现后期图像多平面重建，提高对颅内深静脉血栓及皮层静脉血栓的诊断准确性。T_1-3D-SPACE 序列成像急性期血栓表现为等信号，增强扫描血栓本身无明显强化，血栓边缘静脉窦壁强化明显（图 14-4）。亚急性期血栓 T_1-3D-SPACE 序列成像呈高信号改变（图 14-5）。慢性期血栓 T_1-3D-SPACE 序列成像表现为等信号，慢性期血栓内存在血管的形成和再通，增强扫描可表现为均匀或不均匀强化（图 14-6）。颅内静脉窦血栓从急性期到慢性期是逐渐发展演变的过程，同一颅内静脉窦节段内血栓可处于不同时期，因此 MRI 血栓信号可表现为混杂信号。

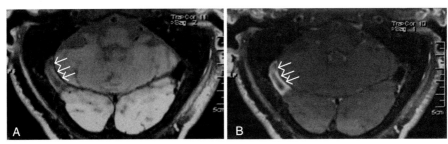

图 14-4　右侧横窦内急性期血栓

T_1-3D-SPACE 平扫呈等信号（A. 白色箭头）；增强扫描血栓边缘窦壁结构强化明显（B. 白色箭头）

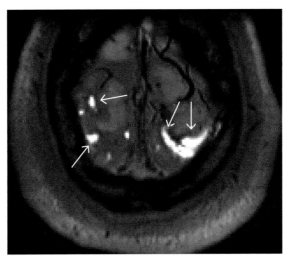

图 14-5　双侧皮层静脉内亚急性期血栓

T_1-3D-SPACE 平扫呈高信号（白色箭头）

　　2. 静脉窦梗阻　CT 静脉造影（CT venography，CTV）及后期重建技术可以实现对静脉窦梗阻的诊断，表现为颅内静脉窦内对比剂充盈缺损，后矢状窦内血栓可表现为空 Delta 征，慢性期颅内静脉窦血栓增强 CT 扫描可表现明显强化，因此 CT 颅内静脉造影成像对于慢性血栓的诊断容易出现假阴性。联合使用 CT 图像 MPR 后期图像处理技术，多平面水平观察颅内静脉窦结构，可以提高对颅内静脉窦血栓诊断的准确性。非对比增强 PC（phase

contrast）、2D-TOF（2 dimensional time of flight）序列颅脑 MRV 成像颅内静脉血栓表现为血栓部位颅内静脉窦血流信号缺失（图 14-7），MRV 成像对于颅内静脉窦血栓诊断容易出现假阳性、假阴性诊断，如亚急性期血栓呈高信号，MRV 成像可表现为正常，静脉窦狭窄也可引起颅内静脉窦 MRV 成像信号缺失，非对比增强 MRV 成像对于深静脉、皮层静脉显示欠佳，容易出现假阳性及假阴性诊断。对比增强 MRV 成像技术对比剂的使用可以减少复杂血流对颅内静脉窦成像的影响，从而提高诊断颅内静脉窦血栓的准确性；对于慢性血栓的诊断，对比增强 MRV 成像同样存在假阴性的可能，所以对于颅内静脉窦血栓的诊断不能仅根据 MRV 成像，需要结合其他序列 MR 图像及 MPR 才能提高磁共振对颅内静脉窦血栓诊断的准确性。

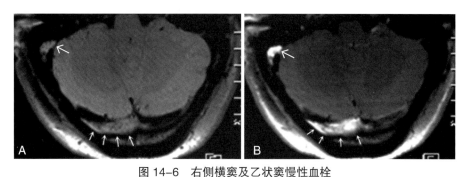

图 14-6　右侧横窦及乙状窦慢性血栓

T_1-3D-SPACE 平扫呈等信号（A. 白色箭头）；增强扫描血栓明显强化（B. 白色箭头）

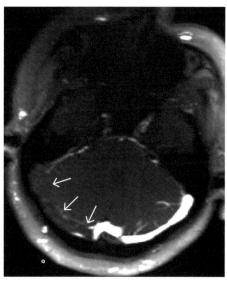

图 14-7　右侧横窦血栓

2D-TOF 序列多平面重建显示右侧横窦信号缺失，呈低信号（白色箭头）

3. 颅内静脉性脑梗死征象　颅内静脉窦血栓患者约有 50% 会发生静脉性脑梗死，静脉性脑梗死引起的水肿为血管源性脑水肿伴有细胞毒性脑水肿。30% ～ 50% 静脉性脑梗死患者会发生脑出血，对于静脉性脑梗死的诊断，RI 优于 CT 检查，FLAIR、T_2^*WI、DWI 序列可提高 MRI 对静脉性脑梗死诊断的准确性。静脉性脑梗死部位与静脉分布相关，与动脉分布无关，常位于皮层下，DWI 序列静脉性脑梗死表现为在同一病灶内不均匀混杂信号，FLAIR、T₂WI 序列呈高信号，T₁WI 呈低信号，增强扫描无明显强化。T_2^*WI 序列表现为皮层下片状、结节样低信号区。此外，脑实质内局限性脑叶出血，伴有明显的占位效应，应注意除外颅内静脉血栓。颅内深静脉血栓可引起丘脑水肿，可累及双侧尾状核区和深部脑白质，表现为双侧丘脑区、尾状核区、深部脑白质区 T₂WI、T₂-FLAIR 高信号改变，也可发生单侧丘脑水肿，但较少见。

【诊断与鉴别诊断】

巨大蛛网膜颗粒需与颅内静脉窦血栓相鉴别，蛛网膜颗粒多位于横窦及上矢状窦，正常存在于静脉窦内，蛛网膜颗粒较大时可能会导致静脉窦血栓的形成，蛛网膜颗粒直径大于 1cm 者称为巨大蛛网膜颗粒，MRI 表现为局限性病灶，边界清楚；MRV 静脉造影表现为静脉窦内局部类圆形充盈缺损；MR 平扫表现为蛛网膜颗粒信号与脑脊液信号接近，其内可见流空血管信号影；平扫 T₁-3D-SPACE 序列成像与脑实质结构对比呈等信号改变，其内信号减低，对比增强；T₁-3D-SPACE 序列成像蛛网膜颗粒边缘可见强化（图 14-8）。

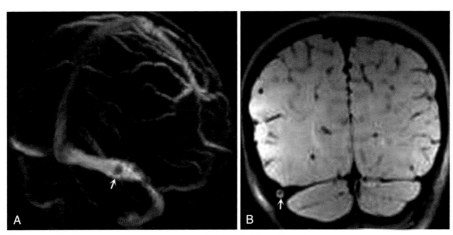

图 14-8　右侧横窦蛛网膜颗粒

2D-TOF 序列 MRV 成像示右侧横窦内类圆形低信号（A. 白色箭头）；T₁-3D-SPACE 平扫冠状位重建示右侧横窦内类圆形等信号影，其内信号减低（B. 白色箭头）

【比较影像学】

颅内静脉窦血栓的影像学诊断包括无创性和有创性检查。

颅脑血管 DSA 检查是诊断颅内静脉窦血栓的有创性影像学检查方法，由于其有创性，现已很少应用于对颅内静脉窦血栓的诊断。对于颅内静脉窦血栓伴有蛛网膜下腔出血的患者，溶栓治疗前需要进行 DSA 造影检查以除外颅内动脉瘤和动静脉畸形，DSA 检查有时用于对孤立性皮层静脉血栓的诊断。

无创性影像学检查方法主要包括 CT 和 MRI。CT 检查的优点为检查速度快、图像运动伪影较少，适用于植入心脏起搏器及幽闭恐惧症患者，缺点在于 CT 检查存在辐射损伤，对比增强 CTV 检查存在对比剂过敏的风险，对颅内深静脉、皮层静脉血栓、脑实质内微小病变诊断的敏感性较低，对于怀疑颅内静脉窦血栓的患者，CT 检查可以作为初步的检查方法。MRI 结合 MRV 检查被认为是诊断颅内静脉窦血栓的金标准，MRI 多序列扫描可以实现颅内静脉窦血栓各个时期血栓的直接成像，对于深静脉及皮层静脉血栓，其显示优于 CT 检查技术。MRI 可以早期诊断脑实质内微小病灶，T_2^*WI 可以早期发现脑实质内的微小出血，而且 MRI 检查无辐射损伤。MRI 检查的缺点在于扫描时间长，采集的图像可能存在运动伪影，不能用于心脏起搏器及幽闭恐惧症患者，对比增强需使用对比剂，存在对比剂过敏的风险。颅内静脉窦慢血流、复杂血流和颅内静脉窦正常解剖变异产生的异常信号改变可能会影响对颅内静脉窦血栓的诊断。综上，MR 多序列（T_1WI、T_2WI、T_2^*WI、DWI、T_2–FLAIR、T_1–3D–space）成像结合 MRV 检查是诊断颅内静脉窦血栓敏感性和特异性较高的影像学检查方法。对于颅内静脉窦血栓的诊断，不能仅依靠 MRV 图像，结合 MR 多序列成像及 MPR 后期重建技术实现颅内静脉血栓直接成像可以提高对颅内静脉窦血栓诊断的准确性。

第十五章

下肢静脉疾病

第一节　下肢静脉影像解剖

下肢静脉分为浅静脉、深静脉两组，浅静脉和深静脉与许多交通支相连（图 15-1 ）。

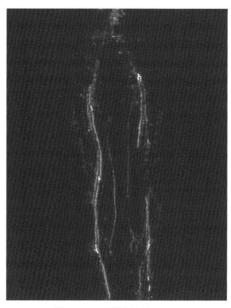

图 15-1　下肢静脉 CTV

一、浅静脉

浅静脉主要有大隐静脉和小隐静脉。大隐静脉是全身最长的静脉，起自足静脉弓内侧，经内踝前方上行，至耻骨结节外下方入深面注入股静脉。小隐静脉起自足背静脉弓外侧，在外踝后方上行至腘窝，多数注入腘静脉，少数上行注入大隐静脉。大、小隐静脉通过穿静脉与深部静脉相通，大腿、小腿、足部均可见（图 15-2 ）。

二、深静脉

足和小腿的深静脉与同名动脉伴行，小腿深静脉由胫前静脉、胫后静脉和腓静脉组成。胫后静脉与腓静脉汇合成一短段的胫腓干，后者与胫前静脉汇成一条腘静脉，穿过收肌腱裂孔移行为股浅静脉。在小粗隆平面，股深静脉与股浅静脉汇合为股总静脉，经腹股沟韧带后方续为髂外静脉。

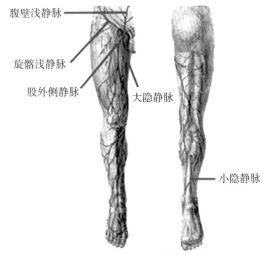

腹壁浅静脉

旋髂浅静脉

股外侧静脉

大隐静脉

小隐静脉

图 15-2 正常下肢静脉解剖

第二节 下肢静脉疾病 CT/MRI 影像诊断

下肢静脉血栓是一种常见的外周血管疾病，其导致的静脉瓣膜功能不全及并发的肺栓塞会危及患者的生命安全，该病已引起临床的高度重视。静脉血流滞缓、静脉壁的损伤和高凝状态等可导致血液在静脉系统中异常凝结，是形成静脉血栓的三大因素，手术是诱发下肢深静脉血栓形成的重要因素，血栓形成大都发生于制动状态（尤其是骨科大手术）。部分患者发生下肢静脉血栓时可向心延伸至下腔静脉，甚至造成肾静脉堵塞，导致肾衰竭。

【临床与病理】

1. 静脉血栓可分为 3 种类型

（1）红色血栓（凝固血栓）：相对均匀的血小板和白细胞在红细胞和纤维素的胶状块内散在分布。

（2）白色血栓：主要由白细胞、成层的血小板、纤维素构成，红细胞极少。

（3）混合血栓：最常见，头部由白色血栓形成，体部由红色血栓和白色血栓组成，尾部由红色血栓组成。

2. 最常见的静脉疾病 血栓形成或血栓性静脉炎，发生在身体各个部位的静脉系统中。该病最常见的临床表现是单侧肢体突然肿胀，患肢局部疼痛，行走时加剧。轻症患者仅在局部站立时出现沉重感，重症患者体格检查有以下几个特征：①患肢广泛性肿胀，患肢肿胀发展程度对深静脉血栓的确诊具有较高价值，并且与健侧下肢对照粗细才可靠，静脉血栓形成部位常有压痛；②患肢皮肤呈暗红色，温度升高；③将踝关节背屈时，可引起小腿肌肉深部疼痛（Homans 征阳性）；④浅静脉曲张，深静脉阻塞可引起浅静脉压增高，并且在发病 1～2 周后可出现浅静脉曲张。

【影像学表现】

1. CT

（1）直接征象：①深静脉及部分下腔静脉内对比剂充盈缺损；②下肢静脉血栓的远端出现特征性的"指环征"，即在深静脉内对比剂呈环状充盈、中心为未充填对比剂的血栓尾部；③静脉血管腔较正常增粗。

（2）间接征象：①深静脉远端完全堵塞或部分堵塞；②周围浅静脉扩张。

2. MRI　下肢静脉 MRI 增强表现与常规血管造影相似，血管内充盈缺损、血管闭塞或侧支循环形成等为其影像学表现。血栓的位置和范围可以清晰地得以显示，但也存在一些局限性，如无法准确地判断是新发血栓还是陈旧血栓，只能通过一些间接征象去推断血栓的新旧，如血栓的形态、侧支循环的建立情况、受累血管扩张程度等。

【诊断与鉴别诊断】

下肢静脉血栓多见于术后或长期卧床患者，起病急，患肢出现肿胀、疼痛，血栓部位压痛，沿血管可扪及索状物，诊断主要依靠静脉造影和彩色超声多普勒检查，需与该病相鉴别的疾病主要为下肢静脉曲张。下肢静脉曲张是由大隐静脉瓣膜功能不全、静脉阻塞、肌泵功能不全引起的下肢血液倒灌、回流受阻所致浅静脉曲张、静脉高压、皮肤微循环障碍的一组综合征，多见于长期持久站立工作者或体力劳动者，CTV 可见下肢浅静脉增宽，呈多发蚓状迂曲改变（图 15-3）。

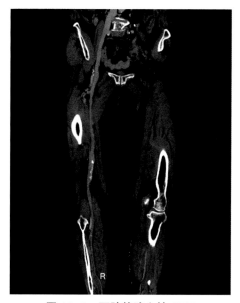

图 15-3　下肢静脉血栓 CTV

【比较影像学】

目前诊断下肢静脉血栓的首选检查为彩色多普勒超声检查，其诊断准确率高；诊断下肢静脉血栓的金标准为静脉造影，其可准确判断血栓大小、位置、形态及侧支循环情况。

第十六章

肺动脉疾病

第一节　肺动脉影像解剖

　　肺动脉主干发自右心室的肺动脉口，肺动脉主干向上延伸约 5cm、达主动脉弓的下方分为左、右肺动脉。动脉导管亦称为动脉韧带，是一条位于肺动脉与主动脉弓下缘之间的结缔组织纤维索，其在出生后不久即闭锁，而动脉导管未闭则指其长期保留不闭锁，为先天性心脏病的一种；左肺动脉较右肺动脉短，左肺动脉向左横行，分两支进入左肺上、下叶，右肺动脉向右横行，分三支进入右肺上、中、下叶，左、右肺动脉经肺门进入肺后，随支气管的分支反复分支，最后在肺泡壁周围形成毛细血管网（图 16-1）。

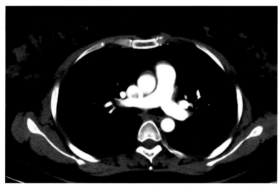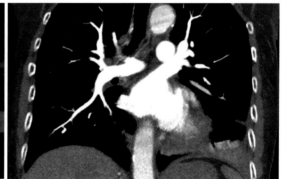

图 16-1　正常肺动脉 CTA

　　肺动脉变异少见，偶有起源变异、缺如或发育不全。异常起源的肺动脉可起自升主动脉、胸主动脉、腹主动脉、锁骨下动脉或肋间动脉等，右肺动脉起源异常较多见，起源于主动脉的右肺动脉通常会使患者患肺动脉高压，建议早期发现、早期手术治疗。

第二节　肺动脉疾病影像诊断

一、肺动脉栓塞

　　肺动脉栓塞（pulmonary embolism），可简称为肺栓塞，是指各种内源性或外源性栓塞物质进入肺动脉及其分支，阻断组织血液供应所引起的临床及病理生理综合征。最常见的栓子是血栓，引起肺栓塞的血栓主要源自下肢及盆腔静脉血栓形成。肺栓塞的预后不良，对于那些肺栓塞后生存的患者，继发表现包括慢性肺动脉高压或慢性静脉功能不全的可能。

【临床与病理】

1.肺栓塞的临床分型

（1）大面积肺栓塞：低血压及休克是常见临床表现，即体循环动脉收缩压小于90mmHg，或与基础值相比下降幅度≥40mmHg，持续15min以上。需排除由新发生的心律失常、低血容量或感染中毒症等引起的血压下降。

（2）非大面积肺栓塞：不符合以上大面积标准的肺栓塞。这类患者中，一些人有右心功能不全或超声心动图表现为右心室运动功能减弱，归为次大面积肺栓塞。

（3）慢性血栓栓塞性肺动脉高压　表现为慢性、进行性病程的肺动脉高压；影像学检查证实肺慢性动脉阻塞呈多部位、广泛阻塞；右心导管检查静息肺动脉平均压＞20mmHg，活动后肺动脉平均压＞30mmHg，超声检查示右心室壁增厚，符合慢性肺心病诊断标准。

2.肺栓塞的临床表现　多种多样，但缺乏特异性，原因不明的呼吸困难或气促往往难以与其他内科疾病造成的心肺症状相鉴别，头晕、晕厥常混淆于脑梗死、脑供血不足等疾病。对于突发性呼吸急促、发绀、胸闷、咳嗽、咯血或头晕、晕厥等症状的高危病例，尤其是伴有单侧或双侧不对称性下肢肿胀、疼痛等，应考虑到肺栓塞的可能；如果出现休克或低血压，无法解释的低氧血症、右心奔马律、颈静脉怒张等，应高度怀疑大面积肺栓塞。

肺栓塞栓子绝大多数来自下肢和盆腔的深静脉血栓，恶性肿瘤的瘤栓也可为其偶见来源。肺栓塞形成原因不同于其他动脉血栓，血管内皮损伤不是其形成的主要因素，其发病机制主要为血流缓慢、血液淤滞和高凝状态。临床肺栓塞的常见病因：①创伤、手术后和长期卧床；②静脉曲张和血栓性静脉炎；③慢性心肺疾病患者。

肺栓塞的血流动力学改变和临床表现因栓子大小、数目、栓塞部位和面积、肺功能状态而异。堵塞主肺动脉和（或）其主干的大块栓子可导致急剧呼吸困难、剧烈胸痛、咯血、心动过速、低血压休克甚至死亡。外围动脉分支少量栓塞可无明显血流动力学改变和临床症状。

【影像学表现】

1.CT

（1）直接征象：血管内中心性充盈缺损，即"轨道征"；血管内半月形或环形充盈缺损（图16-2），血栓沿肺动脉内壁分布，为附壁性充盈缺损，好发于血管分叉处；肺动脉分支完全阻塞，即血管截断征。

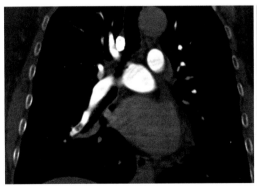 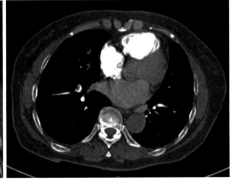

图16-2　右下肺动脉管腔充盈缺损

（2）间接征象：出现肺动脉高压征象，中心肺动脉扩张；周围分支纤细，出现"残根征"；右心功能不全，心脏增大，患侧膈肌抬高，胸腔积液；由栓塞区肺灌注不均导致相邻肺实质密度不均的"马赛克征"，还可以合并肺梗死。

（3）肺梗死：梗死灶大小不一，常多发，表现为以肺叶为基底的楔形实变影，尖端圆钝指向肺门，周围为磨玻璃样渗出，梗死灶内可见网格影、含气支气管征、小空洞等。胸膜基底部不规则增厚，病程长者尖端可见索条状纤维化。

2. MRI　MRPA（磁共振肺动脉造影）可以直接显示肺栓塞肺动脉血管腔内的血栓栓子，表现为低信号充盈缺损，直接征象为以下几种：①血管腔内充盈缺损；②附壁血栓；③管腔完全闭塞；④远段分支缺失。间接征象包括肺动脉中央血管扩张，远段分支肺动脉扭曲的肺动脉高压征象；右心室增大、胸腔积液等右心功能不全表现和肺动脉瓣关闭不全表现的肺动脉瓣反流征象。

3. 其他征象

（1）肺灌注缺损：肺实质期灌注不均匀，特征为栓塞区灌注减低或缺失，非栓塞区灌注增多。

（2）肺梗死：大块状肺栓塞可引起肺出血和坏死。肺梗死灶呈尖端指向肺门的楔形中等信号影，内部信号不均匀，可有空洞形成。增强扫描有时可见肺梗死灶外的强化而内部不强化的征象。

（3）继发性改变：肺栓塞引起肺动脉高压，导致右心室室壁增厚（＞5mm）和右心室腔扩大等；当合并三尖瓣关闭不全时，右心房增大，上下腔静脉扩张。严重者可出现胸腔积液、腹水。

【诊断与鉴别诊断】

1. 急性肺栓塞与慢性肺栓塞的鉴别　急、慢性肺栓塞的CT诊断与临床和其他影像学检查结果紧密结合，新鲜血栓与陈旧血栓常同时存在，难以区分。以下征象有助于诊断急性肺栓塞：①血栓位于血管中央，典型者与血管壁成锐角；②肺动脉完全闭塞，呈不规则杵状、杯口状，血管直径无变细或稍增粗；③右心腔扩大为主，心肌肥厚不明显；④肺梗死、胸腔积液等急性改变的征象。以下征象有助于慢性肺栓塞的诊断：①血管中心为高密度对比剂，而周围环绕低密度栓子；②肺动脉壁不规则并增厚，管腔不同程度狭窄；③肺动脉完全闭塞，管腔稍变细；④受累肺动脉明显增粗、扭曲；⑤肺动脉高压、右心室壁显著增厚；⑥肺梗死以纤维化和索条为主。

2. 肺栓塞与肺血管炎的鉴别　肺血管炎是以血管壁炎症和坏死为特征的病理改变，可以累及动脉、静脉和毛细血管。肺血管炎是指原发于肺或主要累及肺的血管炎，最常见的是抗中性粒细胞胞质抗体相关性血管炎。虽然肺栓塞和肺血管炎均表现为病变以远管腔充盈差或截断等征象，但肺血管炎主要表现为血管腔周围均匀环形强化，有的有钙化；而肺栓塞大多为偏心性或中央型充盈缺损，两者之间有细微差异。

3. 肺栓塞与肺动脉肿瘤的鉴别诊断　两者均有充盈缺损，但前者为偏心性或中央型原位充盈缺损，可累及中央肺动脉、周围肺动脉或两者同时受累，后者大多为膨胀性生长，主要累及中央肺动脉。肺栓塞与肺动脉肿瘤MRI征象也非常相似，难以区分。在亮血和电影序列上，肺栓塞与肺动脉肿瘤均表现为肺动脉管腔内的低信号充盈缺损影，所以需要结合临床进行综合判断。一般来说，肿瘤呈膨胀性生长，部分肿瘤可浸润至肺动脉壁外，有助于诊断。

【比较影像学】

肺栓塞是一种常见的心血管疾病，大多数肺栓塞患者急性发作，通常以胸痛为突出症状，但无特异性。过去人们对该病认识不足，病死率较高。近年来，随着影像技术的发展及人们对该病认识的提高，其检出率不断提高。

1. X 线胸片　　阳性率低且无特异性。典型病例可见受累肺血管纤细、稀疏或缺支，肺野透过度增高；肺动脉高压见于梗死面积较大的患者。

2. 放射性核素肺通气及肺灌注扫描　　肺栓塞时肺血流灌注受损但肺通气正常，即肺通气与血流灌注比值（V/Q）不匹配。以肺动脉造影为金标准，肺通气 / 灌注（V/Q）显像诊断肺栓塞的敏感度和特异度分别为 92% 和 87%。长期以来，放射性核素肺通气及肺灌注扫描在临床上发挥重要作用，但随着 CTA 的不断发展和应用，其临床价值有所降低，原因是放射性核素检查不能直接显示梗死部位和血栓形态，且分辨率有限，此外，很多疾病会影响患者的肺通气和血流状况，导致假阳性率较高。目前放射性核素检查可以弥补多发性肺小动脉栓塞，特别是亚段水平的肺栓塞诊断的不足。

3. CT　　扫描快、层面薄、空间分辨率高，能够清晰显示血栓位置、形态及其与管壁的关系；诊断段以上肺栓塞敏感度和特异度接近 100%，同时可观察肺实质的改变。但对段以下的外围肺栓塞诊断有限，可与放射性核素检查相互补充。CTA 可直接显示心肺血管解剖结构和形态改变，结合平扫 CT 还可观察肺部病变，因此 CTA 已成为肺栓塞的首选检查方法，但需注射碘对比剂，且有电离辐射，为其不足。

4. 选择性肺动脉造影　　为临床诊断肺栓塞的金标准。作为一种有创检查，重症患者在进行选择性肺动脉造影时有一定的并发症及死亡率。本检查的不足之处在于解剖结构的重叠，CTA 层面成像可有效地弥补其不足。近年来，随着 CTA 的广泛应用，单纯选择性肺动脉造影已很少用于本病的诊断，但因其能提供血流动力学资料，在指导外科手术方面仍有不可取代的作用。

5. MRI　　目前 MRI 并不是肺栓塞检查的一线技术。虽然 MRI 无须注射对比剂，并可多体位成像和评价右心功能，但与 CTA 相比，其缺点是信噪比和空间分辨率较低，需要进一步改进和提高。然而 MRI 一次扫描可同时得到肺血管、肺灌注、右心功能及下肢深静脉等多种信息，有望在未来检查中发挥更大的作用。

二、肺动脉高压

肺动脉高压是指由各种病因引起的肺动脉压力升高。肺动脉高压按肺动脉平均压分为轻度肺动脉高压（20 ～ 30mmHg）、中度肺动脉高压（30 ～ 50mmHg）及重度肺动脉高压（> 50mmHg）。

肺动脉高压的常见病因如下：①肺动脉血流量增加，主要为先天性心脏病伴左向右分流（房间隔缺损、室间隔缺损、动脉导管未闭等）；②右心排血量增加，甲状腺功能亢进症、贫血等；③胸肺疾病，肺气肿、慢性支气管炎、肺间质病变等；④肺动脉发育异常，肺动脉及分支狭窄、肺动静脉瘘等；⑤肺血管病变致肺动脉阻力增加，肺栓塞、肺血管炎等；

⑥原发性或原因不明的肺动脉高压。各种原因引起的肺动脉高压均可导致右心室心肌壁肥厚、心腔扩张、继发性三尖瓣关闭不全和右心房扩大。临床诊断的关键是找到肺动脉高压的病因，因此了解和掌握相关的临床知识至关重要。原发性肺动脉高压的诊断原则是排除性的，继发性肺动脉高压则需要从原发疾病和肺血管改变两个方面来进行综合评价。

【临床与病理】

肺动脉高压分为原发性肺动脉高压和继发性肺动脉高压。

1. 原发性肺动脉高压　病因尚不清楚，因此目前临床上基本采用排除法，排除其他可能导致肺动脉高压的原因后，将"不明原因的肺动脉高压"确立为原发性肺动脉高压。原发性肺动脉高压的病理表现和继发性肺动脉高压大致相同，均为两肺的血管分支及血管树受累、血管中层膜肥厚、内膜浸润和纤维化、丛样病变、血管扩张性改变及纤维坏死性动脉炎等，其中以丛样病变阻塞小动脉和血管扩张性改变较为突出，其病理改变直接导致病理生理上的肺血流受阻、心排血量降低和严重的肺动脉高压。随着疾病的进展，出现低氧血症、低碳酸血症和右心衰竭。

2. 继发性肺动脉高压　从发病机制上包括：①被动性肺动脉高压，即肺静脉压升高，如二尖瓣狭窄、缩窄性心包炎、左心衰竭等；②高动力性肺动脉高压，即肺血流量增加，如先天性心脏病中各种间隔缺损、永存动脉干、艾森门格综合征等；③阻塞性肺动脉高压，如肺血栓栓塞症、肺肉芽肿性肺动脉高压、丝虫病肺动脉炎等；④闭塞性肺动脉高压，即肺血流量减少，如慢性阻塞性肺气肿、肺心病、高原病、慢性缺氧、胶原性肺动脉改变的肺动脉高压。其病理表现主要为弹性肺动脉改变，即血管中层膜肌容量增加、中膜增厚，肺小动脉肌型化，内膜增生和管腔变窄，进展期胶原和弹性纤维增多，引起板层样排列的内膜纤维化，管腔闭塞，后期出现扩张性改变，类似纤维素坏死、动脉炎和特征性丛样病变形成。

患者可有呼吸急促、胸痛、咯血、晕厥等表现，严重时出现发绀，晚期出现右心衰竭的症状，如胸腔积液、腹水、双下肢水肿等。体格检查示心浊音界增大，肺动脉瓣区有收缩喷射音、收缩期杂音、第二心音亢进或兼有分裂，可有吹风样舒张期杂音，三尖瓣区可有吹风样收缩期杂音。

【影像学表现】

1. X线　肺动脉段凸出，肺门血管影增粗而肺野纹理稀疏，右心室和右心房增大。心电图和超声心动图示右心室肥厚，可有右心房肥大。右心导管检查示肺动脉压显著增高，右心室收缩压增高，肺总阻力增高而肺楔压正常。晚期可由于右心房压增高使卵圆孔开放而出现右至左分流。心血管造影有一定危险性，可见右心室和肺动脉排空延迟，末梢肺动脉细小。诊断须排除继发性肺动脉高压。

2. CT和CTPA（CT肺血管造影）　肺动脉高压引起的主肺动脉明显扩张、左右肺动脉及4级分支减少和纤细、扭曲，外带血管分布稀少呈"残根样"。继发于肺栓塞的肺动脉高压除了显示肺动脉管腔扩张外（图16-3），还表现为受累肺动脉分支缺失、管腔狭窄和闭塞。对于继发于先天性心脏病中各种间隔缺损的艾森门格综合征，还可以显示分流畸形。CT平扫还可显示右心室增大、肥厚，室间隔向左心室膨出。

3. MRPA和MRPP（磁共振肺灌注成像）　TSE及Cine序列显示右心室增大、肥厚，室间隔向左心室膨出及三尖瓣相对关闭不全。黑血序列轴位可显示主肺动脉干，左、右肺动脉管腔增宽甚至扩张。MRPA 可显示因肺动脉高压而明显扩张的主肺动脉、左右肺动脉及 4 级分支减少、纤细和扭曲，外带血管分布稀少呈"残根样"。继发于肺栓塞的肺动脉高压除了显示肺动脉管腔扩张外，还可以显示受累的肺动脉分支缺失，管腔狭窄、闭塞。对于继发于先天性心脏病中各种间隔缺损的艾森门格综合征，还可以显示分流畸形。肺动脉高压时，MRPP 可以显示双肺灌注延迟、灌注峰值时间后移和峰值时间延长，灌注峰值减低，肺野外带虫噬样灌注缺损是由于肺动脉、肺静脉压均增高，肺血流缓慢所致，常伴有肺小动脉的血栓。

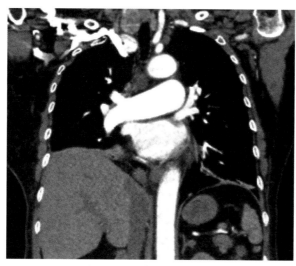

图 16-3　右肺动脉增宽

【诊断与鉴别诊断】

1. 诊断　疑似肺动脉高压的患者应通过一系列的检查明确诊断，包括心电图、6min 步行试验、心肺功能测试、脑钠肽或 N 端脑钠肽水平、超声心动图和右心导管检查。这些检查一方面用于明确肺动脉高压的诊断，另一方面用于明确肺动脉高压的临床分型和病因，并评估功能改变和血流动力学变化，目的是评估疾病的严重程度，判断预后，根据不同的分类制订相应的治疗方案。

2. 鉴别诊断　原发性肺动脉高压应与继发性肺动脉高压相鉴别，后者主要病因为先天性心脏病、肺栓塞和肺心病。在 CT 表现上，它们所形成的肺动脉高压改变，如中央肺动脉扩张和右心房及右心室扩大等改变基本相似，但各有不同的诊断直接征象作为基本鉴别点，如肺栓塞可见肺动脉内充盈缺损；左向右分流所致肺动脉高压可见房、室间隔缺损等，肺动脉高压征象有其各自的特点，如左向右分流肺动脉高压，表现为肺血流量多，双肺中心区及外围肺动脉均扩张；肺栓塞的肺动脉高压则表现为肺动脉外围分支稀少、缺失或中断，局部肺野透光度增高；肺心病所致的肺动脉高压患者，均有胸肺疾病。

【比较影像学】

1. X 线胸片　肺动脉段凸出，肺动脉扩张，外周肺血管稀疏（截断现象），右心房和右心室扩大可提示肺动脉高压，同时可以发现肺内的其他病变。

2. 心电图　右心室肥大，可有效判断病情严重程度和治疗是否有效。

3. 肺通气灌注扫描　通气 / 血流是否匹配，筛查慢性血栓栓塞性肺动脉高压。

4. 多排 CT 肺动脉增宽，右心房及右心室扩大，明确是否有先天性心脏病和肺血管炎等，提示肺动脉高压。

三、肺动脉肿瘤

原发性肺动脉肿瘤（primary pulmonary artery tumor）是指发生于肺动脉半月瓣和（或）肺动脉干的原发性肿瘤，是一种非常罕见的肿瘤，而且绝大多数为恶性，诊断需要排除转移瘤与肺栓塞。其临床无特异性，与肺血管疾病尤其是慢性肺栓塞难以鉴别，易误诊。自1923 年 Mandelstamm 首次报道该病以来，至今文献报道约 178 例，均为肉瘤，绝大多数患者是在手术期间或死亡后通过病理检查证实。随着临床认识的提高和影像技术的发展，尤其是多排螺旋 CT 肺动脉扫描和磁共振肺血管成像的应用，该病的诊断成为可能。

【临床与病理】

绝大多数肺动脉肿瘤起源于动脉内膜，既往文献报道均为肉瘤。一些学者认为可能源自（胚胎）心球的间充质细胞，也有学者认为可能来源于动脉内膜或内膜下肌成纤维细胞，或内膜间充质细胞。根据起源的不同，分为腔内型和壁内型两种，根据病理类型差异，可进一步分为未分化肉瘤最多见、纤维肉瘤、平滑肌肉瘤、横纹肌肉瘤、间叶瘤、骨肉瘤等。肺动脉肿瘤通常在腔内沿肺动脉壁向远端生长而不侵犯外膜，有时甚至延伸至右心室流出道。据报道，在一些病例中，肿瘤向外透壁生长侵犯毗邻肺组织、支气管壁、淋巴结，甚至心肌、纵隔。

原发性肺动脉肿瘤的发病年龄从 3 岁至 86 岁均有报道，一般起病隐匿，无症状，当肿瘤向腔内突出造成阻塞时，主要表现为肺动脉高压相应症状，但并无特异性，主要体征为体循环体征，可伴有凝血功能异常等表现。最常见的临床表现为呼吸困难，进展性胸闷、胸痛和气急等，若伴有消瘦、乏力、不明原因的发热、贫血等，提示恶性病变。

【影像学表现】

1. CT 平扫很难发现病变，仅显示主肺动脉扩张，如果病变累及纵隔，可见到纵隔增宽及不规则软组织密度灶，CTPA 则可清晰显示类似于中央型肺动脉栓塞表现，肺动脉干充盈缺损和（或）完全闭塞，主肺动脉、左右肺动脉分叉处腔内大块状低密度灶，肿块边界清晰、可有分叶表现（图 16-4，图 16-5）。MPR 重建可见肺动脉主干内大块状充盈缺损，边界清晰，不规则、呈分叶状。少数病例可累及肺动脉瓣和右心室流出道，更清晰地显示病变范围及受累肺动脉周围组织的改变。

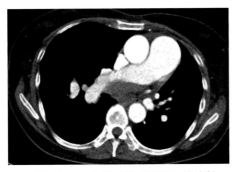 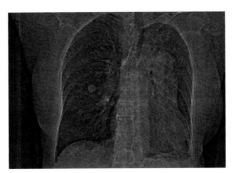

图 16-4　右肺动脉后缘低强化病灶　　　图 16-5　胸部 X 线片示中纵隔明显增宽

2. MRI　MRI 显示类似于中央型肺动脉血栓栓塞表现，如主肺动脉、左右肺动脉分叉处腔内大块状异常信号，为中等信号强度，肿块边界清晰、可有分叶表现（图 16-6）。MRPA 显示肺动脉干充盈缺损和（或）完全闭塞，MPR 重建可清晰显示肺动脉异常范围，少数病例累及肺动脉瓣和右心室流出道。CTPA 同 MRPA 一样，具有一定的特异性表现。

【诊断与鉴别诊断】

肺动脉肿瘤在临床上少见，常误诊为肺栓塞，因此对于此类患者在诊断前应尽力寻找肺栓塞或下肢深静脉血栓形成（DVT）的证据。如果出现以下情况，应考虑肺动脉肿瘤的可能：一段时期内出现恶性疾病表现，如乏力、消瘦、不明原因的发热等；予以抗凝治疗后症状无改善甚至恶化；多次影像学检查中未见充盈缺损变化或增大；CT 或 MRI 增强扫描显示不均匀的团块影伴局部血管扩张等与肺栓塞不符表现。另外，肺动脉肉瘤患者的肺动脉会随着病变的进展而发生相应的扩张，近年来，有报道显示 PET 有助于诊断，然而，确诊该病需进行影像学检查。

【比较影像学】

1. DR　肺动脉段凸出，肺动脉扩张征象。

2. CT　平扫很难发现病灶，增强扫描肺动脉内可见不规则软组织肿块，主要累及中央肺动脉，呈膨胀性生长，晚期可侵犯周围组织。

3. MRI　发现腔内异常信号，主要累及中央肺动脉，晚期可以侵犯周围组织，可见肺动脉扩张，有效管腔减少，评价血流动力学。

四、肺动静脉瘘

肺动静脉瘘（pulmonary arteriovenous fistula，PAVF），又称肺动静脉瘤、肺血管扩张症（hemangiectasis of the lung）、毛细血管扩张症伴肺动脉瘤（telangiectasia with pulmonary artery aneurysm），是指肺动、静脉系统的异常交通，常为先天性，1897 年首先由 Churton 发现并命名为多发性肺动脉瘤。1939 年，Smith 通过心血管造影证实本病，60%～90% 的肺动静脉畸形患者伴有遗传性毛细血管扩张症（亦称 Rendu-Osler-Weber 综合征）。后天性的肺动静脉瘘主要由创伤、手术及炎症引起；妊娠及风湿性心脏瓣膜病可加重肺动静脉瘘的病情。

【临床与病理】

肺动静脉瘘在病理上分两型，即囊状型和弥漫型。囊状型肺动静脉瘘分为单纯型和复杂型两个亚型。在单纯型中，供血肺动脉与引流肺静脉之间直接连通，囊瘤无分隔；复杂型则有两支以上供血肺动脉与引流肺静脉，瘤囊常有分隔，病变可位于肺的任何部位，其主要病理生理是静脉血从肺动脉分流到肺静脉，动静脉之间的畸形血管经常处于肺动脉压力和血流的作用下，病灶逐渐扩大。弥漫型肺动静脉瘘的供血肺动脉和引流肺静脉之间仅有小瘘管相连而不构成囊瘤组织，可分布于单个肺叶或遍布全肺。

本病在青年中更为常见，女性发病率约是男性的 2 倍，约 10% 的 PAVF 是在婴儿期或儿童期被确诊。分流量小者可无症状，分流量大者可出现活动后呼吸短促和发绀，但多在儿童期出现，偶见于新生儿，肺动静脉瘘破裂可引起咯血，若病变破裂出血位于肺脏层胸膜下或血胸，可引起剧烈胸痛。约 25% 的病例可因红细胞增多、低氧血症、血管栓塞、脑脓肿

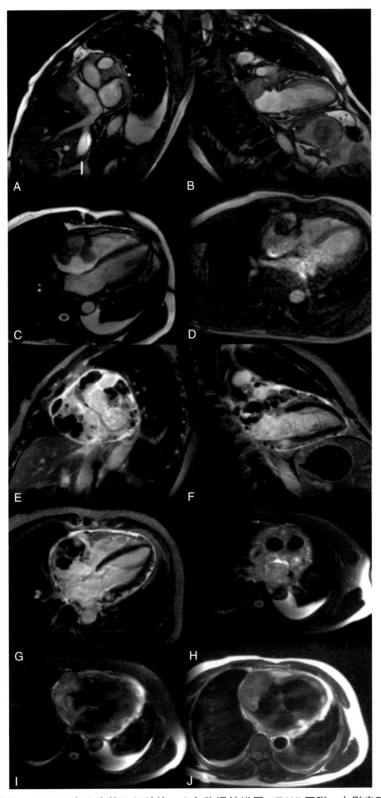

图 16-6　内膜肉瘤，T_2WI 示右心房软组织肿块，心包弥漫性增厚。T_2WI 压脂、电影序列示肿块呈 T_2WI 稍高信号，心包内多发结节及肿块，心包增厚。首过灌注示较大肿块灌注不均匀。延迟增强示心脏可见弥漫性结节及肿块

和大脑毛细血管扩张出血引起神经系统症状，如抽搐、语言障碍、复视等，据报道，几乎所有神经系统的并发症都发生于供血动脉直径＞3mm 者，在 50% 的病例中，听诊时在病变区可听到收缩期杂音或双期连续性杂音，其特征为杂音随吸气增强，呼气减弱。其他还有杵状指（趾）、红细胞增多、血细胞比容增高、动脉血氧饱和度下降。

【影像学表现】

CT 平扫可见单发或多发大小不等呈中等密度的圆形、椭圆形或分叶结节、肿块影，CT 值与血管一致。明显者可见与其相连的迂曲、扩张的血管影。增强后瘤囊迅速强化，峰值与病变相连的血管影显示更清晰，左心房提前显影，病变内对比剂排空延迟，至主动脉显影后仍持续显影，其密度高于邻近心脏密度。多发或弥漫型 PAVM 表现为弥漫分布的小结节，呈网状结构或扭曲状影，血管造影可见明显强化和扩张的血管影，但很难看到动、静脉的连通。研究表明，增强 CT 在诊断及解剖结构显示方面明显优于肺动脉造影。CTPA 的 VR 重建可以从多个角度显示血管结构，准确性高（图 16-7）。一项研究表明，CTPA 三维重建对 PAVM 的检出率是肺动脉造影的 2 倍以上。CTPA 三维重建结合横断位成像联合诊断 PAVM 的准确性可达 95%。然而，为了手术或介入治疗选择适应证，仍需造影检查明确多发或弥漫型 PAVM 的形态细节，包括叶、段、亚段支以远分支的形态。

自旋回波 SE 序列上，由于血管的流空效应，T_1WI 上表现为中等信号的环形影，如果病变血流速度减慢，可表现为中等信号的结节或不规则团块影，MRPA 显示瘤囊随肺动脉的显影而显影，引流肺静脉可提前显示，并有不同程度的迂曲扩张，较大的瘤囊可见对比剂排空延迟。

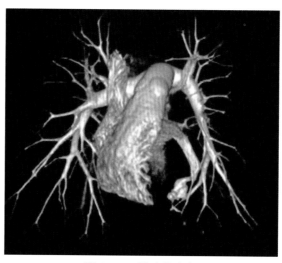

图 16-7　肺动静脉瘘

VR 显示左下肺后基底动脉增粗、远端扭曲扩张，并可见扭曲扩张的早期显影的肺静脉

五、先天性疾病

（一）先天性肺动脉狭窄

先天性肺动脉狭窄占先天性心脏病的 10% ～ 20%，按照狭窄部位分为 4 个类型：瓣膜型狭窄、瓣下型狭窄、瓣上型狭窄及混合型狭窄。

1.瓣膜型狭窄 最常见。瓣膜在交界处融合成圆锥状，突向肺动脉内，中心为圆形或不规则形的瓣口。瓣叶多为3个，少数为2个。瓣膜增厚，尤其是在瓣口处。漏斗部正常大小，也可因室上嵴肌肥厚引起继发性狭窄。肺动脉主干常有不同程度的狭窄后扩张。

2.瓣下型狭窄 单纯瓣下型狭窄即漏斗部狭窄，较为少见，分为隔膜性狭窄和管状狭窄。前者边缘为增厚的纤维内膜，常位于右心室漏斗部下方（肺动脉瓣下1～10mm范围内），形成纤维环形或膜状狭窄。后者由肥厚的右心室前壁、室上嵴和异常肥厚的隔束、壁束形成，常伴有局部心内膜的纤维硬化。

3.瓣上型狭窄 狭窄可累及肺动脉干、左右肺动脉及其分支，狭窄可为单发或多发。

4.混合型狭窄 表现为上述病理类型并存，如肺动脉瓣狭窄伴漏斗部狭窄，或肺动脉瓣狭窄伴瓣下狭窄，前者较常见。

患者临床表现取决于狭窄程度和右心代偿功能。轻度狭窄一般无症状，重度狭窄可有劳累后心悸及气促、头晕等表现。肺动脉严重狭窄者，不但症状较重，可出现劳累后外围性发绀。

【影像学表现】

典型X线表现为心脏呈"二尖瓣"型，主要为右心室增大、肺动脉段突出、肺血减少等表现。超声心电图有助于确定诊断。MRI可在任意方向成像，显示主肺动脉、瓣口及右心室流出道，其中瓣膜型狭窄表现为瓣膜增厚和开口受限，主肺动脉干狭窄后扩张，左肺动脉较右肺动脉扩张。瓣下型狭窄可见右心室漏斗部肌肥厚，右心室流出道窄小，狭窄段较长。瓣下型隔膜性狭窄者在肺动脉瓣下1cm处可见瓣下带状透明区，而肺动脉瓣正常。瓣上型狭窄表现为主肺动脉狭窄，可累及肺动脉窦上，呈局限性或长段发育不全，后者可合并肺动脉窦发育不全（图16-8）。

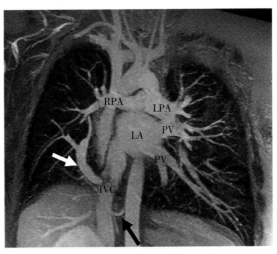

图16-8 13岁女孩，弯刀综合征。斜冠状位磁共振血管造影显示右肺发育不良，血管不足，右肺动脉（RPA）和分支小于左肺动脉（LPA）。两条左肺静脉（PV）正常流入左心房（LA），而右侧静脉通过弯状静脉（白色箭头）流入下腔静脉（IVC）。此外，腹主动脉有一条小的右肺下叶分支（黑色箭头）

（二）一侧肺动脉缺如

1.胚胎发生 一侧肺动脉缺如是由胚胎时期近端第六对动脉弓的退化，以及肺内肺动脉与第六对动脉弓远端持续性连接引起的。

2. 病理解剖　本病可以单独存在，以右肺动脉为多见。一侧肺动脉缺如常合并患侧肺的发育不全，肺静脉畸形引流，健侧肺血流量代偿性增加，也可引起不同程度的肺动脉高压。约 80% 的左肺动脉发育不全可以与其他先天性心脏病并存，如法洛四联症、房间隔缺损等其他复杂畸形。

【影像学表现】

X 线胸片上显示典型的非对称肺野，纵隔向患侧移位。CT/MR 示缺失的肺动脉常在距主动脉 1cm 处终止，可显示肺动脉周围分支、侧支循环、肺内改变包括继发于反复感染的支气管扩张等（图 16-9）。

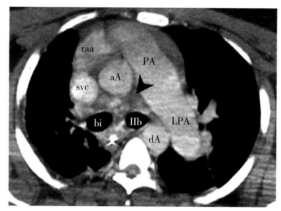

图 16-9　胸部 CT 纵隔窗横向增强图像显示主肺动脉起源于肺流出道，向后外侧走行成为左肺动脉，呈轻度扩张。右肺动脉本应该起源于这个水平，并穿过右主支气管和中支气管的前部，并显示清楚（黑色箭头）
PA. 肺动脉；LPA. 左肺动脉；aA. 升主动脉；dA. 降主动脉；raa. 右心耳；SVC. 上腔静脉；bi. 右主支气管；IIb. 中支气管

（三）肺动脉起源异常

单侧肺动脉起源异常指一侧肺动脉起源于主动脉，其中 70% ～ 80% 为右肺动脉起源于升主动脉，常合并其他心血管畸形（图 16-10）。

1. 胚胎发生　胚胎第六对动脉弓发育异常所致，主要为右第六弓缺如、发育中断所致。较少发生左第六弓缺如、发育中断。

2. 病理解剖　一侧肺动脉起源于主动脉，主要是以右肺动脉为主，但也有左肺动脉起源于主动脉的报道。约 50% 以上的病例合并其他心脏畸形，如室间隔缺损、动脉导管未闭及四联症等。肺动脉起源异常于升主动脉一般分为二型。

（1）I 型：一侧肺动脉起源于升主动脉近端右壁、左或右后侧壁，肺动脉开口与对侧相似或相等，以右肺动脉多见。此型多为左位主动脉弓，有时合并动脉导管未闭。

（2）II 型：一侧肺动脉起源于主动脉弓近端或无名动脉，该侧肺动脉起始部稍狭窄，组织结构为动脉导管结构。以右肺动脉常见，表明异常右肺动脉根部发育中断，为右侧动脉导管所代替。

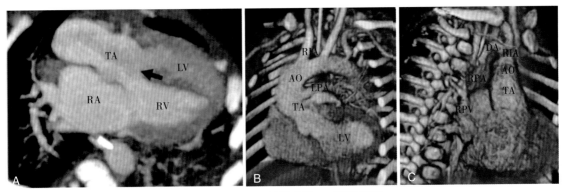

图 16-10　2 日龄男孩的 A3 型动脉干

A. 斜轴 CT 血管造影最高密度投影图像显示左心室（LV）发出的总动脉主干（TA）覆盖室间隔出口缺损（箭头）。RA. 右心房；RV. 右心室。B. 斜冠状位三维重建显示左肺动脉（LPA）起源于总干左侧。AO. 主动脉；RIA. 右无名动脉。C. 斜矢状面重建显示右肺动脉（RPA）与右无名动脉（RIA）（左主动脉弓）底部的右侧动脉导管（DA）分别狭窄。RPV. 右肺静脉

参考文献

Newman B, Alkhori N,2020.Congenital central pulmonary artery anomalies: Part 1. Pediatr Radiol,50(8):1022-1029.

Newman B, Alkhori N,2020.Congenital central pulmonary artery anomalies: Part 2. Pediatr Radiol,50(8):1030-1040.

Wang KY, Chitagi P, Rad MG,2019.Isolated absence of the right pulmonary artery with coexisting left-sided heart failure: case report and literature review. Clin Imaging,58:12-14.

第十七章

门静脉疾病

　　肠系膜上静脉和脾静脉汇合形成门静脉系统，用来回收来自腹腔器官的血液。门静脉系统不仅可以利用收集到的血液中丰富的营养物质合成肝脏代谢所需物质，还可以产生新的物质，以此满足机体组织代谢的需要。为了更好地掌握相应的影像学表现，我们应该熟悉与了解正常门静脉正常解剖及解剖变异。掌握门静脉系统的特征性影像学表现，不仅可以明确诊断，提高诊断效率，同时可以为介入及手术治疗提供有效信息。

第一节　门静脉影像解剖

一、门静脉正常影像解剖

　　门静脉（肝门静脉）主干是由肠系膜上静脉、肠系膜下静脉和脾静脉汇合而成，起自第2腰椎水平，长约8cm。门静脉走行于肝十二指肠韧带内，位于胆总管和肝固有动脉的后方，在肝门水平分为左、右两支，进入肝左、右叶。

　　门静脉接受很多属支，包括脾静脉、肠系膜上静脉、肠系膜下静脉、胃左静脉、胃右静脉、附脐静脉和胆囊静脉（图17-1）。

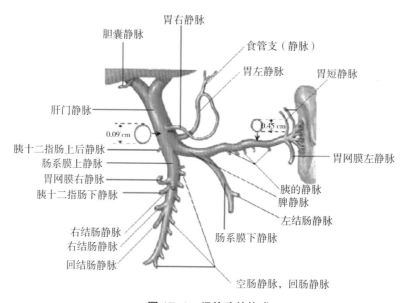

图 17-1　门静脉的构成

二、门静脉先天性变异

先天性门静脉畸形大体可分为以下两大类型。

（一）肝外型门静脉畸形

可分为 5 型。Ⅰ 型：十二指肠前横跨畸形（又称胰腺前门静脉）；Ⅱ 型：门静脉与胆道倒位畸形；Ⅲ 型：属支畸形（双门静脉型）；Ⅳ 型：主干丛状畸形（海绵样改变）；Ⅴ 型：先天性狭窄畸形。

（二）Abernethy 畸形

Abemethy 畸形即门静脉与体静脉之间的异常分流。Abernethy 畸形主要分为 2 型。Ⅰ 型：完全分流型，女性多见，即门静脉所有血流经肝脏的侧支循环回流至体循环，致使肝脏完全无门静脉血流注，以肠系膜上静脉与下腔静脉或左肾静脉之间的交通最为常见。Ⅱ 型：部分分流型，男性多见，门静脉血液部分向肝脏灌注，以门静脉单一畸形常见，尤其常见于胃肠道静脉血通过异常的一侧吻合支向腔静脉内分流。

第二节 门静脉疾病影像诊断

一、门静脉血栓

【临床与病理】

门静脉血栓（portal vein thrombosis，PVT）的形成会减少或阻塞进入肝脏的血流，从而使肝脏损伤加重，门静脉压力进一步增高，导致绝大多数肝硬化患者发生腹水和胃肠静脉曲张出血的风险进一步提高，从而对肝硬化的转归产生影响。因此终末期肝硬化最常见的并发症之一是 PVT 的形成。其主要类型包括门静脉主干的血栓形成和（或）其主要分支静脉的血栓形成。PVT 后累及范围大小和阻塞炎症程度的不同，可产生相应的临床表现。临床工作中，很多患者往往没有明显症状，因而常被忽略。近年来，PVT 的关注度逐年提高，这得益于不断发展的影像学诊断技术和 PVT 相关临床研究的进步。通过影像学的早期诊断与筛查并及时治疗干预，肝硬化患者的相关临床风险可以明显降低。

【影像学表现】

1. 门静脉造影 主要作用在于术前评估血管状况，属于有创检查，因此不作为常规检查，但是诊断 PVT 的金标准仍然是门静脉造影。门静脉造影分为直接门静脉造影及间接门静脉造影。直接门静脉造影可分为经皮经肝门静脉造影和经脐门静脉造影。间接门静脉造影可分为经脾动脉造影和经肠系膜上动脉造影。临床中，通过间接门静脉造影导管可直接向肠系膜上动脉和（或）脾动脉中注入溶栓药物，便于同时进行诊断和治疗，极大地提高了诊断与治疗效率。

2. CT 和 CTA 在平扫 CT 上表现为门静脉主干管腔内低密度条状、块状病灶，增强后病灶不强化，常可见侧支循环形成、肠管异常、脾大及腹水。当门静脉完全闭塞时，可见"双规征"。肠管的异常表现包括肠管扩张、肠壁增厚、积气、条索状肠系膜，提示肠系膜静脉受累。

门静脉 CTA 也是有效诊断 PVT 的检查方法，是诊断 PVT 的金标准，其典型征象表现为管腔内充盈缺损（图 17-2）。

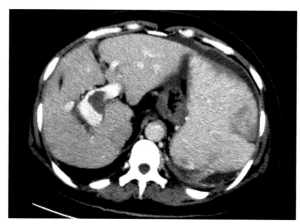

图 17-2　门静脉主干分叉处充盈缺损

3. MRI 和 MRA　在 MRA 上，门静脉管腔内可见不同形状的低信号充盈缺损，如类圆形、结节状、斑块状、条状等，血管腔内高信号的对比剂与低信号的血栓形成强烈的反差。

【诊断与鉴别诊断】

综上所述：PVT 的首选检查和筛查方法为超声；CTA 和 MRA 为 PVT 诊断的金标准。间接法 PVT 溶解术前检查可选择间接法门静脉造影。

发生于门静脉的单纯血栓应注意与门静脉的癌栓进行鉴别，其关键点在于恶性血栓治愈率与生存率均较低，而门静脉血栓为良性栓塞，可继发于多种疾病，最常见的疾病为肝硬化、脾切除、急性胰腺炎、血小板增多症等及肝癌术后。在 CT 和 MRI 增强后表现为广泛的或明显不均匀增强，多提示为恶性 PVT。在 MRI 增强后恶性血栓的强化往往更加显著。膨胀性、浸润性生长的癌栓常导致门静脉管径的增粗，同时会压迫和侵犯血管壁，因此癌栓的门静脉管壁一般欠光滑均匀。与之对比，良性血栓形成过程中会逐渐延长，但不会侵犯门静脉血管壁，因而血栓管壁多光滑、均匀而连续。由此可将良性 PVT 与恶性癌栓进行区分。

【比较影像学】

对比增强 MRA 的优势为成像清晰、扫描时间快、伪影少。相比于超声和 CT，门静脉系统解剖和变异、门静脉系统的通畅性、侧支血管分布、自发性分流和血流量的数据都能在 MRA 上得到更好的显示，但 DCE-MRA（动态增强磁共振血管成像）要求注射药剂的时间与扫描时间相匹配，因而操作难度有所提升。

二、先天性肝门体静脉分流

【临床与病理】

先天性肝门体静脉分流（congenital intrahepatic portosystemic venous shunt，CIPSVS）属于异常性门体性分流，表现为先天性门静脉分支与腔静脉分支之间的异常吻合和直接沟通。CIPSVS 在临床中发生率较低，是一种极为罕见的病理改变。CIPSVS 的发生机制可能是胚胎期门静脉发育时异常通道的形成，肝静脉系统胚胎期发育过程中未闭合的交通支在出生后也未闭合，常在成年期体检或其他检查时被意外发现。

【影像学表现】

CT 增强 CT 可表现为走行异常的血管阴影，尤其是门静脉与肝静脉密度非常接近时，与门静脉血管成像相结合，应想到有门体静脉分流发生的可能性，并注意与其他疾病的鉴别。

【诊断与鉴别诊断】

首先应与动脉瘤相鉴别：当混合型 CIPSVS 伴瘤样扩张患者的肝动脉分流量较大时，动脉期可见明显强化，轴面图像上表现为圆形或椭圆形强化，不要误诊为动脉瘤，也不要误诊为肝动静脉分流。富血供肿瘤一般无明显门静脉及肝静脉扩张，大部分为肝动脉供血。其次应与肝动静脉分流相鉴别：血管重建图像上一般可以清晰地分辨动、静脉分支，鉴别难度较小。

【比较影像学】

目前肝门体静脉分流的主要诊断手段为 MSCT，其特点是扫描速度快、空间分辨率高且图像质量清晰；MRI 和 CDFI（彩色多普勒血流成像）各有利弊，但都能做出正确诊断；DSA 属于创伤性检查，临床上常直接作为治疗的一部分，而不仅仅用作该病的诊断。肝门体静脉分流诊断的金标准仍然是 DSA 检查。

三、获得性肝外门体静脉分流

【临床与病理】

获得性肝外门体静脉分流是门静脉分流中最常见的一种类型。由于种种原因导致门静脉压力升高时，细小的正常存在的门体静脉吻合支会逐渐扩大，从而产生肝外门体静脉分流。目前产生的分流途径多达 20 多种，以食管 - 胃、食管旁、脐周、脾、肾脏和肠系膜下静脉的侧支血管分流最为常见，这些侧支循环的建立可以代偿性地降低门静脉高压。

【影像学表现】

CT 和 MRI 表现为特征性部位出现扩大、管状、迂曲和强化的血管状结构。上消化道出血的来源往往是扩大增粗的胃冠状静脉和胃短静脉，把血分流进入奇静脉。食管和食管旁静脉曲张的典型部位在食管内及食管周围；脐周静脉曲张的典型部位是左肝内叶和外叶之间。阴部内静脉的肛周下分支和髂内静脉的直肠内分支与直肠上静脉形成侧支。下消化道的潜在出血有可能是直肠和肛周静脉曲张出血造成的。注意观察这些侧支循环形成部位，其是诊断肝外门体分流的关键。

四、门静脉狭窄

【临床与病理】

主要原因：肝移植、部分肝脏切除术后和胰十二指肠切除的术后并发症及放疗效应，包括肝细胞癌和转移在内的肿瘤包埋、急性胰腺炎、胰腺癌、胆管癌等。

【影像学表现】

CT 及 MRI 增强 CT 及 MRI 的典型表现为节段性、灶性狭窄，常伴或不伴有扩张。同时脉管狭窄的情况可以通过影像三维重建得到清楚的显示。

【比较影像学】

三维重建使脉管狭窄可以得到简单明了的展示。多平面重建比容积重建法对于门静脉狭窄程度的测量更为精确。有研究表明，对于肝移植后并发门静脉的重度狭窄，增强三维 MRA 的诊断敏感度、特异度及精确度分别为 100%、84% 和 85%。

参考文献

蔡伟新，王金淳，2014. 先天性和获得性门静脉异常的 CT 和 MRI. 肝脏，(2):5.

侯志彬，李欣，王春祥，等，2011. MSCT 血管造影诊断儿童门静脉畸形. 中国医学影像技术，27(10):2083–2086.

刘娟娟，薛挥，2019. 肝硬化门静脉血栓形成的临床诊治进展. 医学综述，25(2):326–330.

彭沧，潘小舟，潘敏华，等，2021. 先天性肝内型门 – 体静脉分流的 MSCT 和 MRI 表现. 中国 CT 和 MRI 杂志，19(1): 132–134,143.

吴恒，寿毅，2004. 门静脉血栓的 CT 表现及鉴别诊断. 上海医学影像，(4):296–298.

朱杰昌，朱理玮，2009. 门静脉血栓形成的诊断与治疗. 中国中西医结合外科杂志，15(4):3.

Berzigotti A, Garc í a–Criado A, Darnell A, et al,2014. Imaging in clinical decision–making for portal vein thrombosis. Nat Rev Gastroenterol Hepatol, 11(5):308–316.

Corness JA, McHugh K, Roebuck DJ, et al,2006. The portal vein in children: radiological review of congenital anomalies and acquired abnormalities. Pediatr Radiol,36(2):87–96.

Gallego C , Velasco M , Marcuello P , et al,2002. Congenital and acquired anomalies of the portal venous system. Radiographics, 22(1):141–159.

Margini C, Berzigotti A,2017. Portal vein thrombosis: The role of imaging in the clinical setting. Dig Liver Dis,49(2)：113–120.

Ogren M, Bergqvist D, Björck M, et al,2006. Portal vein thrombosis: prevalence, patient characteristics and lifetime risk: a population study based on 23 796 consecutive autopsies. World J Gastroenterol, 7, 12(13):2115–2119.

Qi x，Han G，He C，et al, 2012.CT features of nonr Disease, ole of imaging in th：A pictorial review. Clin Res Hepatol Gastroenteral, 36(6)：561–568.

Tarantino L , Francica G , Sordelli I , et al,2006. Diagnosis of benign and malignant portal vein thrombosis in cirrhotic patients with hepatocellular carcinoma: color Doppler US, contrast–enhanced US, and fine–needle biopsy. Abdominal Imaging, 31(5):537–544.

第十八章

上腔静脉、下腔静脉疾病

上腔静脉从身体的上半部分将无氧静脉血送到右心房。上腔静脉（superior vena cava, SVC）先天性变异偶发，可以在建立静脉通路或其他目的的影像学中首先被识别。获得性异常的原因可以是内源性或外源性的。影像学在诊断和处理有关上腔静脉的各种病变中都发挥作用。多普勒超声评估上腔静脉因声窗欠佳而受限，而且 CT 或 MRI 更容易直接观察上腔静脉。强化静脉造影术及数字减影等介入操作可以作为 CT 或 MRI 无法诊断时的保留手段。

在腹部影像学中，下腔静脉是一个重要而经常被忽略的结构，它伴随着各种各样的先天性病理性疾病，是临床医师诊断相关疾病时重要的信息来源。初步的下腔静脉评估大多是在 CT 检查其他疾病时进行的。许多常规的腹部影像学检查不能很好地评估下腔静脉，但有专门用于评估腔静脉的技术可以应用。

第一节　上、下腔静脉影像解剖

一、上腔静脉解剖

左、右头臂静脉在右侧第 1 胸肋关节的后方汇成上腔静脉，上腔静脉是纵隔内最粗大的静脉干。上腔静脉位于上纵隔右前部，沿升主动脉右侧下行，注入右心房，可收集上半身的静脉血回流入右心房，是一条粗而短的静脉干。上腔静脉的前方是胸腺、胸膜、纵隔脂肪，后方与右肺贴近；心包内段左侧缘与升主动脉重叠；右侧有右胸膜的一部分和膈神经。上腔静脉在注入右心房之前有奇静脉注入其内。其下段位于纤维心包内，其前面和两侧被心包的浆膜层所覆盖。此外，上腔静脉与无名动脉、气管、右主支气管、右肺动脉干、右上肺静脉、迷走神经毗邻。其后缘分布有大量的淋巴结。

二、下腔静脉解剖

下腔静脉（inferior vena cava, IVC）是人体最大的一条静脉干，收集下半身的静脉血液，最终回流入右心房。由左、右髂总静脉在第 5 腰椎高度汇合而成。下腔静脉走行于腹主动脉的右侧，向上经过肝的腔静脉窝，并穿越腔静脉孔，最终进入胸腔，在右心房的后下部注入心脏。位于下腔静脉前方的结构，自下而上分别为右侧髂总动脉、小肠系膜根部、十二指肠水平部、胰头、十二指肠上部、右侧精索内动脉、门静脉和肝；下腔静脉后方毗邻结构有下位腰椎椎体、前纵韧带、右侧腰动脉、右肾动脉、右侧膈下动脉、右侧肾上腺动脉；与腹主动脉相邻并且伴行，肝尾叶和右膈脚位于其上部。

三、下腔静脉的解剖变异

下腔静脉的先天性变异是由卵黄静脉、后主静脉、下主静脉和上主静脉的异常发育导致的，发病率约为 4%，患者常无症状。由于卵黄静脉、后主静脉、下主静脉和上主静脉异常的永存退化和连接，几种典型的先天性畸形，如下腔静脉缺如、重复畸形、左侧异位，以及下腔静脉延续为胸部静脉和下腔静脉后输尿管等，可以单独或联合存在。

第二节 上腔静脉疾病、下腔静脉疾病影像诊断

一、上腔静脉血栓

【临床与病理】

上腔静脉血栓多见于肺肿瘤或其他胸部肿瘤的压迫，导致上腔静脉回流障碍，从而继发血栓，或见于上腔静脉颈内置静脉置管术后，容易继发上腔静脉血栓。上腔静脉血栓主要症状表现为面部水肿、睑结膜水肿、颈静脉怒张、胸部浅静脉怒张，主要是以颜面水肿为主要表现，可伴明显的胸闷、气短，严重者可以出现呼吸困难等表现。

【影像学表现】

CT 在非增强 CT 中，血栓难以确认。但是在增强 CT 上，栓子的征象为上腔静脉内的中心型或偏心型的充盈缺损（图 18-1）。放射科医生必须能分辨因上腔静脉内致密的对比剂而产生的伪影，这种伪影很像血栓或可以遮蔽血栓。

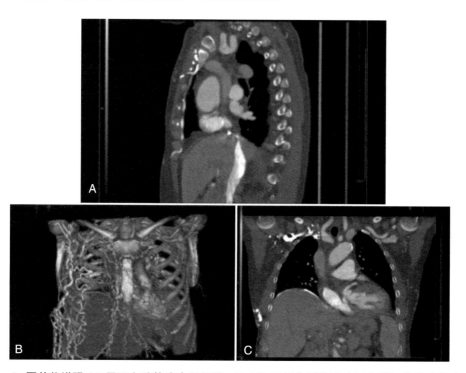

图 18-1 A. 冠状位增强 CT 显示上腔静脉未见显影；B. VR 显示右侧胸壁皮下多发迂曲扩张静脉；C. 矢状位增强 CT 显示上腔静脉未见显影

【诊断与鉴别诊断】

上腔静脉血栓可与上腔静脉综合征（superior vena cava syndrome，SVCS）相鉴别。SVCS是由于通过上腔静脉回流到右心房的血流部分或完全受阻而产生的一种综合征。主要原因是纵隔或肺门的恶性肿瘤，如肺癌、原发性纵隔肿瘤、淋巴瘤及转移性肿瘤等。常伴发上肢或面部的肿胀、发绀，伴胸壁静脉曲张等。

【比较影像学】

上腔静脉血栓有许多诊断方法，包括超声、CT、MRI 及静脉造影，其中 CT 是确诊的金标准。对于因病情过重而无法进行 CT 检查时，训练有素的急诊医生可通过即时床旁超声发现颈内静脉、腋静脉或锁骨下静脉的血栓，从而做出诊断。同时，超声还能协助定位适合的血管（如股静脉）建立静脉通路，从而有助于患者的治疗和复苏。

即时床边超声还可进行诸如超声心动图和扩展创伤重点超声评估（EFAST）等检查，能在数分钟内提供心功能、有无腹水等关键信息。尽管超声更多依赖于操作者本身，但即时床旁超声日渐成为触手可及的资源，从而能使更多患者的安全得以保障。

二、布 – 加综合征

布 – 加综合征（Budd–Chiari syndrome，BCS）是肝静脉（hepatic vein，HV）和（或）肝静脉水平的下腔静脉完全或不完全阻塞所引起的一组综合性疾病，主要特点是在肝小静脉、肝静脉、下腔静脉或右心房水平的肝静脉流出道形成梗阻。青壮年多见，男性发病率较高。

布 – 加综合征病因包括血栓形成、血管炎、遗传因素等，可分为原发性和继发性。原发性布 – 加综合征为先天性隔膜；继发性布 – 加综合征最重要的原因是血栓，如妊娠、久卧、服用避孕药、腹部外伤等可作为诱因，大多数与高凝状态有关。其主要表现为腹痛、恶心、腹水、黄疸等。近年来，布 – 加综合征的检出率有明显增高的趋势，这得益于人们对于布 – 加综合征的逐步认识及越来越先进的影像学检查手段。

【临床与病理】

根据解剖及病理基础可对该病进行分类。第一类：肝静脉阻塞型布 – 加综合征；第二类：下腔静脉阻塞型布 – 加综合征；第三类：混合型布 – 加综合征。

布 – 加综合征的表现多样，疾病的不同类型可有不同的病理表现；其主要包括急性型、亚急性型、慢性型。典型症状包括以下方面：①肝静脉阻塞的一系列症状，如淤血性肝大、下肢静脉曲张、脾大、腹水、腹壁静脉曲张、食管 – 胃底静脉曲张、上消化道出血等；②下腔静脉阻塞的体征，如腹壁和（或）腰背部疼痛、下肢静脉曲张、色素沉着、下肢水肿甚至溃烂等。

【影像学表现】

1. CT 平扫　急性期：肝脏表现为弥漫性肿大，呈低密度，伴有大量腹水。布 – 加综合征的诊断主要依赖于增强 CT 检查。其特异性征象是下腔静脉肝后段及主肝静脉管腔的充盈缺损。注射对比剂后 30s，肝门附近出现斑点状增强（中心性斑点区），肝脏周围区域增强不明显，并且出现门静脉广泛显影。注射对比剂后 60s，开始出现低密度带状影绕以边缘增强，或称之为肝静脉和下腔静脉充盈缺损，此种征象高度提示管腔内血栓形成，边缘增强是由血管壁滋养血管显影所致（图 18-2）。

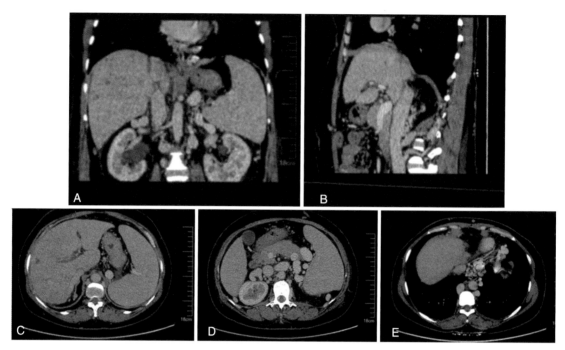

图 18-2　A. 冠状位增强 CT 显示肝段下腔静脉明显狭窄；B. 矢状位增强 CT 显示肝段下腔静脉明显狭窄；C. 轴位增强 CT 显示肝脏尾状叶增大；D. 轴位增强 CT 显示脾大；E. 轴位增强 CT 显示食管 – 胃底静脉曲张，奇静脉及半奇静脉曲张

2. MRI　当肝内淤血时，组织内自由水增加，可见肝实质的低信号。MRI 不仅可以显示肝外侧支循环，还可以显示肝内侧支循环呈现的蛛网样变化，TSE 序列、T_2WI 序列上表现为信号增高。由于尾叶静脉是直接汇入下腔静脉，当下腔静脉存在栓塞或狭窄、隔膜等病变时，会导致尾叶明显淤血性肿大，这是其特征性表现。TSE 序列血液流空区可以清楚显示肝外侧支循环形成：具体表现为腹膜后及脾门处可见"蚯蚓状""逗号状"迂曲增粗的血管信号，与正常的肝静脉有所不同。下腔静脉的膜性或节段性狭窄在冠状位、矢状位图像上显示最佳，典型征象为下腔静脉内弧形软组织膜或一段下腔静脉闭塞。当下腔静脉内流空消失，腔内有异常信号时，提示下腔静脉内有血栓形成，T_1WI 呈等信号、T_2WI 呈稍高信号，MRI 对于血栓的显示优于静脉造影。MRI 对于肝内侧支循环的显示能达到超声的效果，而 CT 则不如超声。

【诊断与鉴别诊断】

CT、MRI 检查在显示肝硬化的同时，应仔细观察下腔静脉和肝静脉有无狭窄、阻塞、血栓存在等，警惕布 – 加综合征的存在。CTV、MRV、肝静脉或腔静脉造影可直接显示下腔静脉和肝静脉的阻塞或狭窄部位、范围、程度，不但能明确诊断，而且为介入治疗提供了有利依据。

【比较影像学】

近年来，CDFI 技术的应用也逐渐成熟，其主要优势：①安全方便，属于无创检查；②节省诊断时间；③可以获得血管管腔、管壁、血流方向与速度情况；④可以直接显示血管狭窄的部位和梗阻的原因；⑤全面了解患者肝、脾、下腔静脉及其他血管的情况，以便与其他疾病进行鉴别诊断。

综上所述，对于布－加综合征的诊断应结合多种无创伤影像学技术（CT、MRI、超声等），这样不仅可以明确阻塞的部位，对病变类型、范围、梗阻程度及侧支循环进行判断，还可以指导选择手术方法，有利于患者的术后康复，对患者预后进行评价。

三、下腔静脉综合征

下腔静脉综合征是由各种原因（包括下腔静脉受邻近病变侵犯、压迫或腔内血栓形成）引起的下腔静脉管腔部分或完全性阻塞，导致下腔静脉血液回流障碍而出现的一系列症状。

【临床与病理】

上段下腔静脉阻塞（下腔静脉肝部）病变主要累及肝静脉或以上平面时，可有下腔静脉高压、门静脉高压（包括肝大、脾大、腹水、食管静脉曲张和上消化道出血等）和心脏储备功能不足（包括稍微动动就心悸、气促）这两组临床表现。

下腔静脉综合征的主要病因包括血栓形成，大多数与高凝状态有关，包括妊娠、服用雌激素等；其次是先天性的下腔静脉隔膜阻塞；另外，腹腔或腹膜后组织的炎症可使下腔静脉周围组织发生粘连、扭曲，从而造成下腔静脉阻塞；如果是肿瘤侵犯、压迫所致下腔静脉阻塞，常有肿瘤本身的症状（如肿块和疼痛）、器官浸润或转移的肝大、黄疸、消化道功能障碍等。

【影像学表现】

CT 急性血栓一般下腔静脉无异常或增粗，增强后下腔静脉见充盈缺损，慢性血栓表现为管腔狭窄或闭塞，呈节段性，壁不光整，增强后血栓无强化。发生上段下腔静脉阻塞时，影像学表现同布－加综合征。发生中段下腔静脉阻塞时，表现为管腔受压变窄或充盈缺损，受阻远段下腔静脉有不同程度扩张，部分见肾静脉充盈缺损及同侧肾脏增大。发生下段下腔静脉阻塞时，下腔静脉受压变窄或充盈缺损，受阻远段下腔静脉有不同程度扩张，浅表静脉扩张（图 18-3）。

【比较影像学】

下腔静脉异常在腹部 CT 检测中被发现，静脉注入对比剂 60～70s（门静脉期）的常规腹部成像显示肾段和肾上段下腔静脉，但肾下段下腔静脉会显示对比剂混杂伪影。将扫描延迟时间延长到 70～90s 可以使下腔静脉呈现均一的强化。MRI 亦可用于下腔静脉检查。MRI 扫描，尤其是屏气对比增强 3D T_1WI 和 BSSFP 评估下腔静脉瘤栓比 CT 更可靠。当怀疑下腔静脉综合征的时候，超声也可以作为初步评估方式，但肝下段下腔静脉的评估因为肠气的重叠及患者体型的影响而受限。管腔内肿块引起的梗阻或狭窄的地方，多普勒超声可以显示无血流或者异常血流。儿童患者中，超声是断面成像的首选。如果超声因为操作者或患者的因素不足以诊断，MRI 对于发现下腔静脉病变是敏感的，且没有电离辐射。但是，在 MRI 检查中，儿童患者需要麻醉。

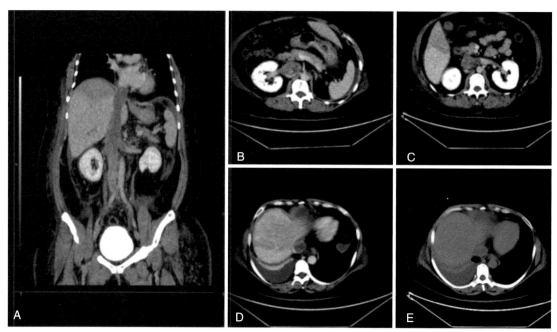

图 18-3　A.冠状位增强 CT 显示下腔静脉、双肾静脉内软组织密度伴不均匀强化；B.轴位增强 CT 显示左肾静脉内软组织密度伴不均匀强化；C.轴位增强 CT 显示右肾静脉内软组织密度伴不均匀强化；D.轴位增强 CT 显示下腔静脉内软组织密度伴不均匀强化；E.轴位平扫 CT 显示下腔静脉内较低的软组织密度

参考文献

姜涛，夏军，李昕，等,2012 .640 层 V-CT 对 Budd-Chiari 综合征诊断价值的研究 . 中国保健营养（中旬刊）,(12):437-438.

李从蕊，陈炼，夏喜斌，等,2018. 成人正常上腔静脉影像解剖分析 . 当代医学,24(20):3.

林江，王平，周康荣，等，2006. 三维对比剂增强 MR 血管成像诊断布加综合征的价值 . 中华放射学杂志，40(10):1071-1074.

王丹，张在人，李艳英，等，2008. 成人正常上腔静脉影像解剖分析 . 世界华人消化杂志，16(7): 746-750.

徐浩，祖茂衡，顾玉明，等,2001.Budd-Chiari 综合征合并血栓形成的介入治疗 . 中华放射学杂志,35(1):24-26.

游箭，胡鸿，魏欣，等，2010. 布加氏综合征合并下腔静脉血栓形成的影像诊断和介入治疗 . 当代医学，16(35):640-642.

赵龙栓，赵永福，许培钦，2000. 布 - 加综合征伴下腔静脉血栓形成诊断与治疗 . 医师进修杂志,23(10): 18-19.

Brancatelli G , Federle MP , Grazioli L , et al,2002. Benign regenerative nodules in budd-chiari syndrome and other vascular disorders of the liver: radiologic-pathologic and clinical correlation1. Radiographics, 22(4):847-862.

Erden A, Erden I, Karayalçin S,et al,2002. "Budd-Chiari syndrome: evaluation with multiphase contrast-enhanced three-dimensional MR angiography." AJR Am J Roentgenol, 179(5):1287-1292.

Menon KV, Shah V, Kamath PS,2004. The Budd-Chiari syndrome. N Engl J Med ,350(6): 578-585.